「やわらかヨガ」で硬い体がしなやかになる

冷える・
イライラ・
やせにくい・
疲れやすい
が治る

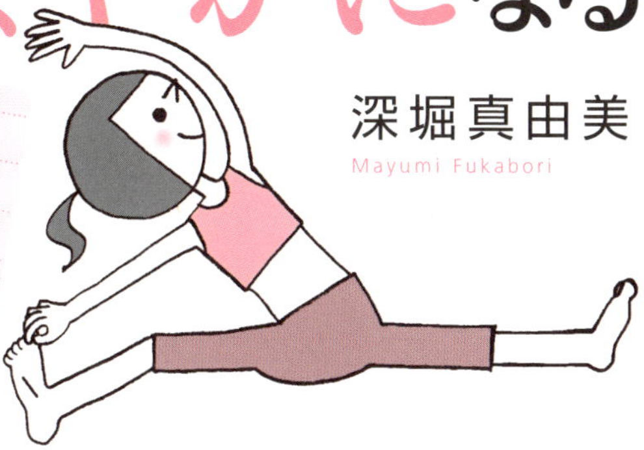

深堀真由美
Mayumi Fukabori

さくら舎

はじめに

からだのやわらかさ、硬さは人によって違います

「あなたはからだがやわらかいほうですか？ それとも硬いほうですか？」

すぐに答えられる人もいれば、自分ではよくわからない人もいると思います。

特に意識して生活をしていなければ、誰でも自分のいまのからだの状態が当たり前になっていて、すぐに答えられないのも無理のないことかもしれません。

自分のからだの柔軟性を判断するとき、よくまわりの人と比べて、自分はからだがやわらかいほうだとか硬いほうだという判断をします。

実際、私のヨガスクールに通っていらっしゃる方にも、からだのやわらかい人、硬い人、いろいろな方がいます。

たとえば、開脚前屈をしたとき、足がきれいに開いて上体がペタンと床につく人もいれば、つかない人もいます。また、それ以前に足自体が 90 度も開かない人もいます。

からだのやわらかさ、硬さというものは人それぞれです。

だからこの本では、これまでの自分やいまの自分、これからの自分といった、あなただけの自分軸で、からだの状態をみていきたいと思っています。

最近では、「からだが硬いので、やわらかくしたい」という理由でスクールに通い始める人も少なくありません。

からだが硬い人はやっぱり“やわらかさ”に憧れますよね。

特に女性は、“しなやかになりたい”と思う人が多いようです。

たしかに、柔軟なからだは、女性の“らしさ”“しぐさ”をかもし出します。

ヨガでは、ふだんの生活ではしないようなからだの使い方をします。そのおかげで、からだのゆがみを知ることができます。

そしてヨガを実践することで、からだはどんどんほぐれていき、できなかったポーズが少しずつ完成ポーズに近づくようになると楽しくなって、もっともっとからだをやわらかくしたい！　と思うようになっていきます。

その思いが、からだを変える起爆剤の役割となって、さらに柔軟性やバランス、適度な筋力を備えたからだを手に入れることが可能になります。

からだがやわらかくなると、からだの動きがスムーズになり、エネルギー代謝が上がります。筋肉がほぐれているところは血流がよくなり、冷え症が改善されたり、内臓機能が高まります。

また、血流がよくなる、ということは各細胞にたまった老廃物の回収もスムーズに行われるようになるため、顔のくすみがうすれたり、肌のツヤがよくなります。

皮膚に弾力が戻り、からだ全体が若々しく見えるようにさえなります。

もちろんダイエット効果も生まれます。

からだがやわらかいことって、本当に素敵なんです。

そのやわらかさが心にも影響するのは当然のこと。

そしてそれが、いま以上に自分自身を健康に導いてくれるのです。

決してあせらないことです。決してあきらめないことです。

深堀ヨガスクール主宰

深堀《ふかぼり》真《ま》由《ゆ》美《み》

目次 ＊

「やわらかヨガ」で硬い体がしなやかになる

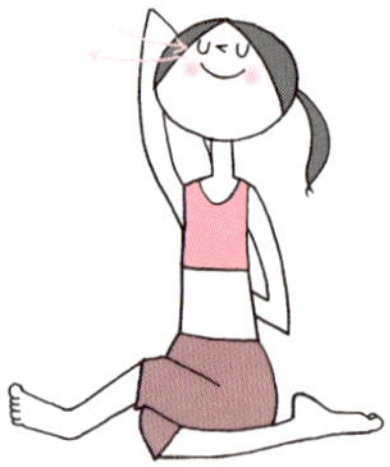

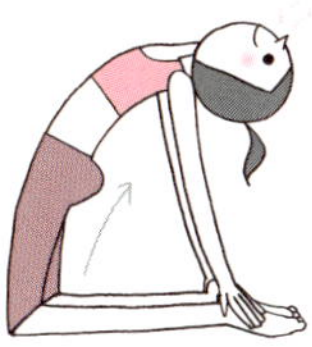

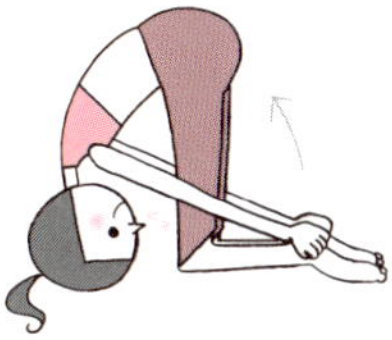

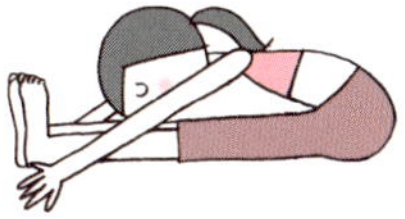

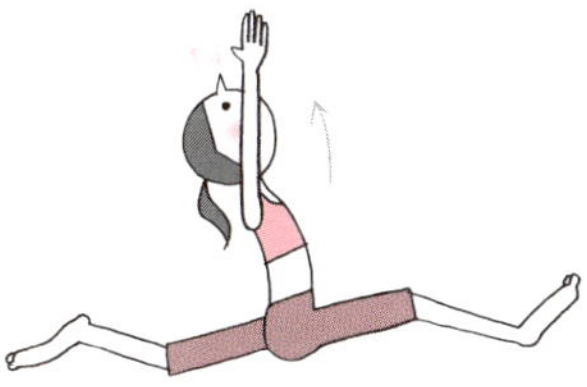

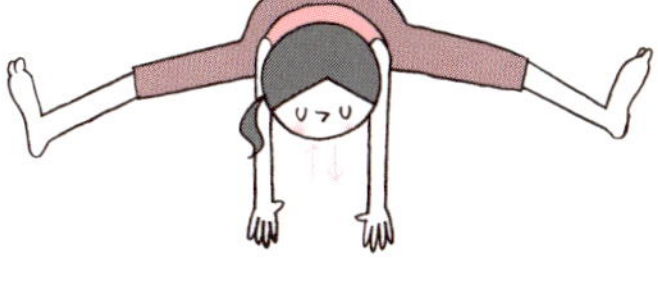

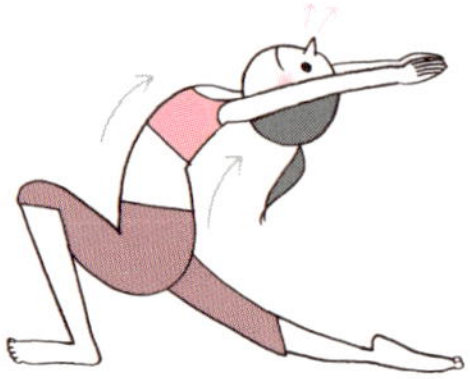

「やわらかヨガ」で
硬い体がしなやかになる

——冷える・イライラ・やせにくい・疲れやすいが治る

やわらかヨガ

Part 1

からだが硬い
って
どういうこと？

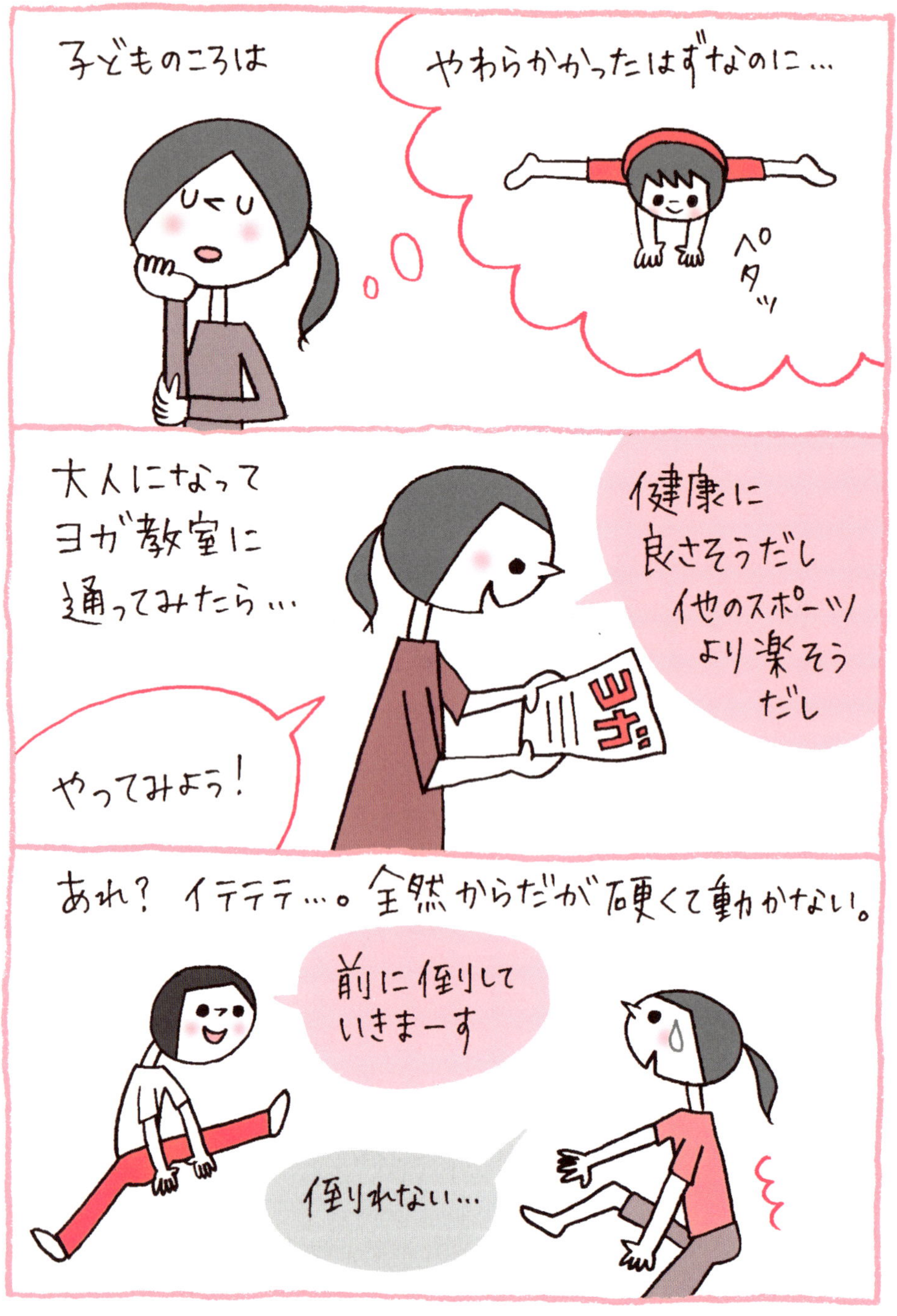
子どものころは
やわらかかったはずなのに…
ペタッ
大人になって
ヨガ教室に
通ってみたら…
健康に
良さそうだし
他のスポーツ
より楽そう
だし
ヨガ
やってみよう!
あれ? イテテテ…。全然からだが硬くて動かない。
前に倒して
いきまーす
倒れない…

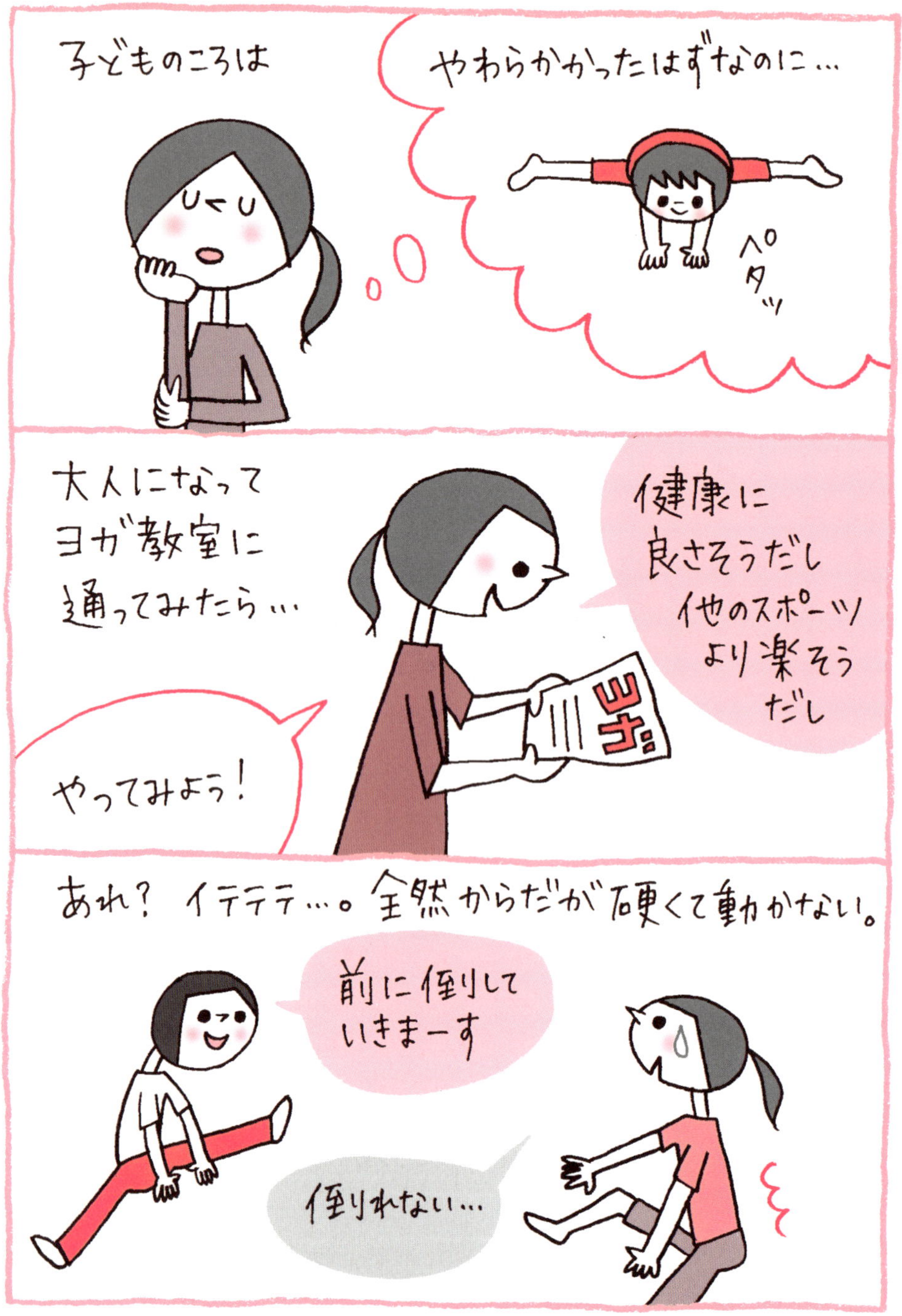

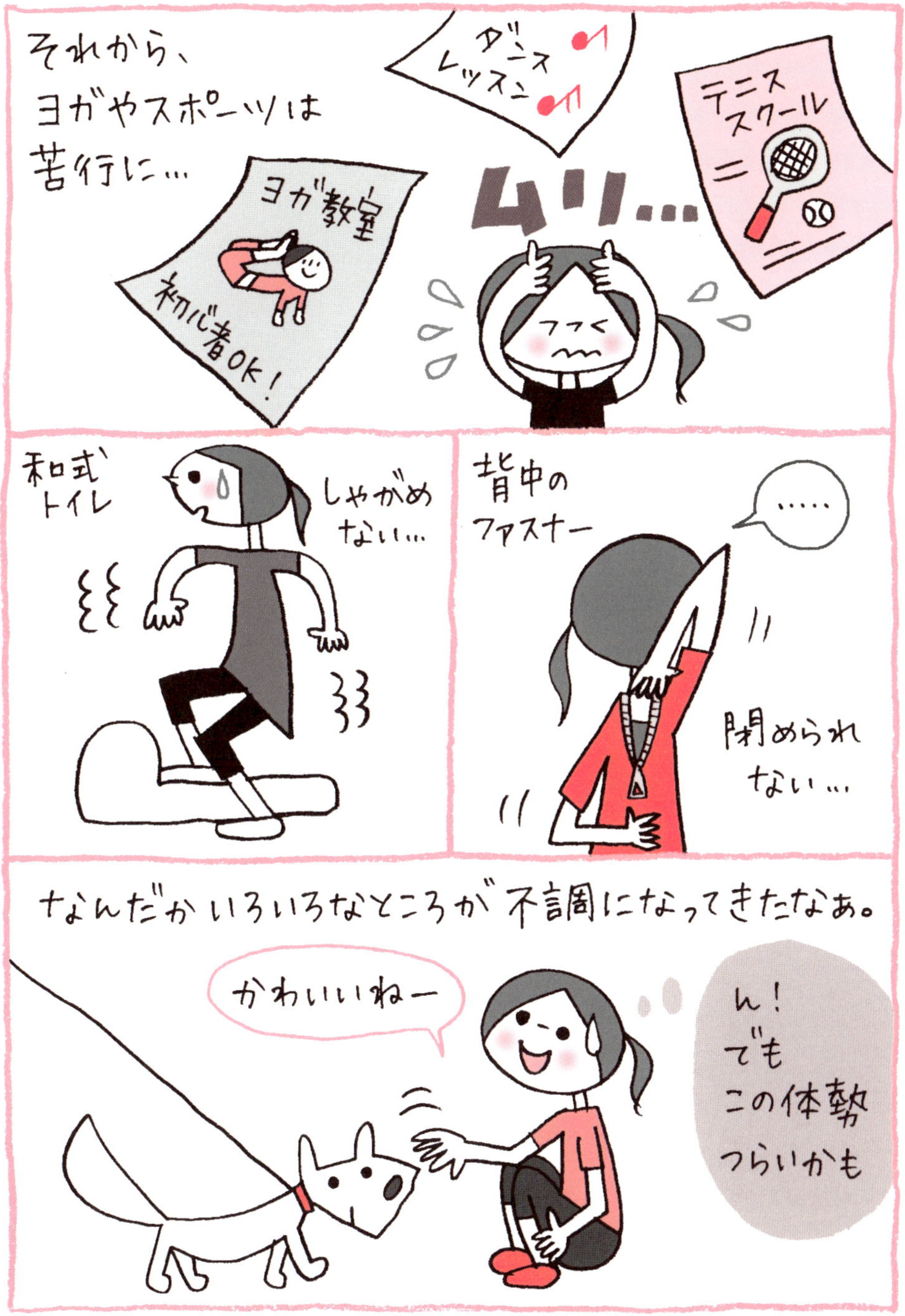
それから、
ヨガやスポーツは
苦行に…
ダンス
レッスン
テニス
スクール
ヨガ教室
初心者OK!
ムリ…
和式
トイレ
しゃがめ
ない…
背中の
ファスナー
……
閉められ
ない…
なんだかいろいろなところが不調になってきたなあ。
かわいいねー
ん!
でも
この体勢
つらいかも

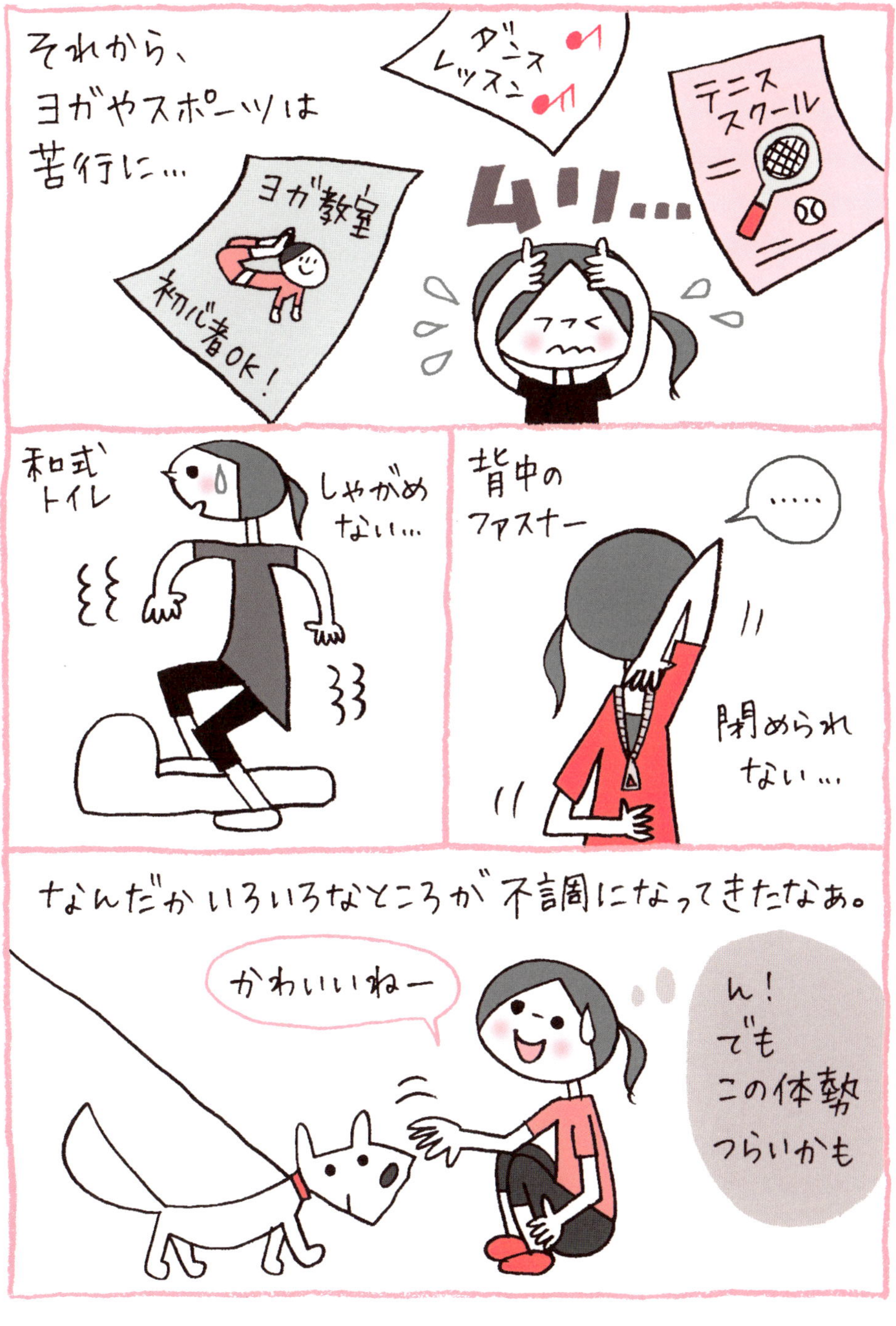

あなたのからだ、
硬くなっていませんか？

子どものころ、体育の授業などで前屈をした記憶があると思います。

からだがやわらかいのが自慢だった人もいれば、普通くらいの人、逆に苦手だった人もいるでしょう。

ですが、大人になって、ヨガやスポーツで、いざ、からだを動かしてみると、

「あれっ、こんなはずではなかったのに……」

と、自分のからだの硬さに驚いたり、

「あら、私もまだいけるわ！」

と、学生のころの自分と変わらずに動いたからだにちょっと嬉しかったり……。

でも、何もしないとからだは硬くなりますから、もしあなたが何もしていなければ、「あれっ？ こんなはずでは……」のタイプかもしれません。

私のヨガスクールに通ってくる生徒さんのなかにも、子どものころはからだがやわらかいのが自慢だった人が、大人になっていろいろなヨガのポーズをとってみたら、自分の思うようにからだが動かず、がっかりする人がたくさんいらっしゃいます。

たとえば、床に座って足を左右に開いてみる――昔ほど足が開かなくなっている。

さらに上体を前に倒してみる（開脚前屈のポーズ）――でも上体は自分がイメージしていたところまで前に倒れない。

「昔はもっとできたはずなのに……」と嘆くのです。

「からだが硬くても別にいいわ」と思う人もいると思います。

でもなんとなく、からだの硬い自分に、漠然と、やわらかいほうがいいかも……と感じている人も多いのではないでしょうか？

からだが硬いと、たとえば、和式トイレ（最近はだいぶ少なくなりましたが）でしゃがめなかったり、また、肩や肩甲骨が硬いと、洋服の後ろのファスナーやブラジャーのホックが留めにくかったりと、暮らしのなかで不調や不便を感じることが、やわらかい人に比べるとちょっと多かったりするかもしれません。

また、足腰の筋肉が硬いと、足がつりやすくなったり、足首が硬いと、足がむくみやすくなったり、疲れやすくなったり、冷えやすくもなります。

筋肉や関節をやわらかくすると、ふだんの生活がとても快適になることがあります。それがまた新しい自分の発見につながります。

からだをほぐすことは気持ちのいいことでもあります。
ですから、この本で、少しずつそれをご紹介していきたいと思います。

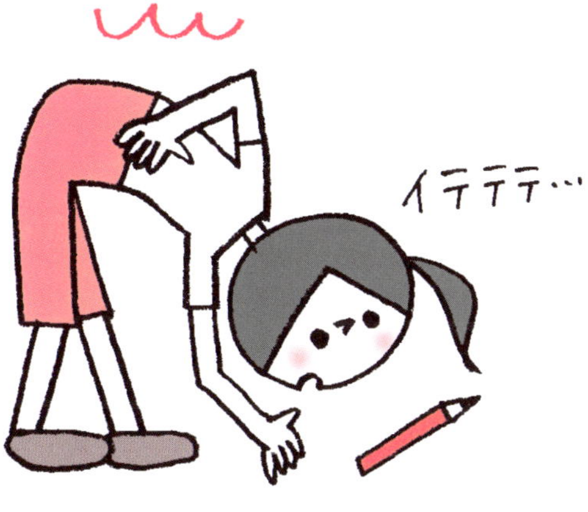

からだのゆがみは、硬さにつながる

ヨガではふだんの生活ではしないようなからだの使い方、ポーズをします。ヨガを指導している私も、いまでは柔軟になり、いろいろなポーズをとれるようになりましたが、はじめからからだがバランスよくやわらかかったわけではありません。

子どものころに、私は、前屈はまぁ人並みにできていましたが、からだを反らすのは苦手でした。また股関節の左右のバランスが悪く、左右の開きに差がありました。

当時はその股関節の左右の開きの違いにまったく気がつかず、普通に生活していました。

ヨガを始めてから、その左右の開きの違いに気がついたのです。

自分であるポーズをとってみたら、その違いがわかったのです。それは足の裏を合わせて座る、合《がっ》せき座というポーズ。

そのとき、見本を見せてくれた先生は、きれいに左右対称にひざが床につくくらい倒れています。さあ、私もやってみました。

ところが、どうでしょう？

右のひざは床につくほど倒れるのに、左のひざはほとんど倒れないのです。

私は自分のその姿を見て驚きました。

先生と同じポーズをとっているはずなのに、まったく違うポーズになっている。左の股関節が硬いのです。

どうして？ ほかにもポーズをとってみました。ねじりのポーズ。床に座って上体を左右にねじるのです。

すると、どうでしょう？ 右側と左側のねじった角度が違うのです。

さらに、右側にねじる感覚と左側にねじる感覚も違うのです。

スーッと気持ちよくねじれるほうと、そうでないほうがあるんです。どちらかがやりにくいのです。

この左右の違いが、からだのゆがみなのです。
それはからだの硬さにつながります。

私のこのからだのゆがみに伴う“からだの硬さ”が改善されたのは、15歳でヨガを始めてからのことです。

ヨガを続けるうちに、からだの硬さが少しずつほぐれ、左右のバランスの差がどんどんなくなり、股関節の左右の開閉力、背中の筋肉のゆがみが整ってきました。

そして疲れやすいからだも楽になり、頑固だった便秘もすっかり解消されました。

合せき座も、いまでは左右のひざがペタッと床につくようになりました。

あなたのからだの状態はどうでしょう？
からだの硬さ、気になりませんか？

次のページで、「からだのやわらかさ・硬さチェック」をしてみましょう！

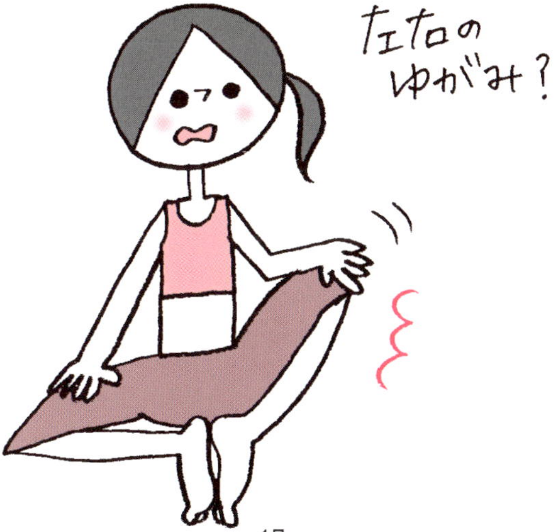

からだのやわらかさ・硬さチェックをしよう

ふだんからあまり運動やストレッチをしたりする習慣がない人のからだは、縮んで硬くなっています。からだの状態を、まずはチェックしてみましょう。

からだのやわらかさ・硬さは、主に次のような**5つのタイプ**に分かれます。

「肩」が硬い………<Aタイプ>

「背中」が硬い……<Bタイプ>

「腰」が硬い………<Cタイプ>

「股関節」が硬い…<Dタイプ>

「足首」が硬い……<Eタイプ>

もちろん、人によっては、肩も股関節も硬い！ という方もいらっしゃると思いますが、まず自分のどの部分がいちばん硬くて気になるのか、次の柔軟性チェックを行って調べてみましょう。

① 肩（肩甲骨）チェック

「背中手つなぎ」

まずは、右腕を上から、左腕を下から背中にまわします。両腕で指を組めるかどうかをチェック！ 次に、左右を替えて組みます。

硬くなっているほうを測定基準にしてください。

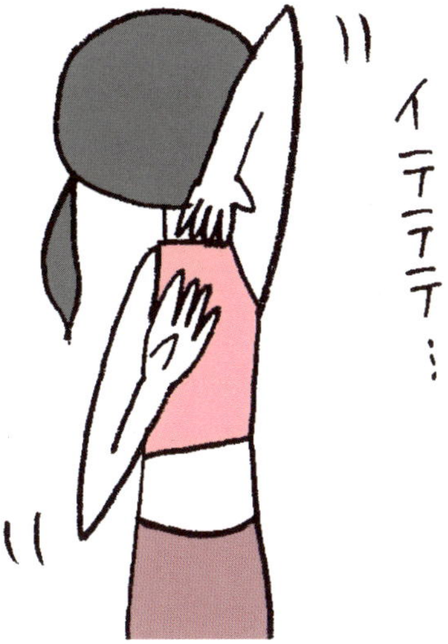

測定評価（5段階）

★★★★★5　両手で指が組める…（大変良い）
★★★★4　指先が触れる…（まあまあ良い）
★★★3　あと5cm 以内…（普通）
★★2　あと10cm 以内…（やや低い）
★1　両手間10cm 超…（非常に低い）

★★★3～★1の人は

⇩

「肩」が硬い！
Aタイプ
です

② 背中 チェック

「コブラのポーズ」

うつ伏せの状態で、両足をそろえ、胸の横の床に手のひらを置きます。そのままひじを伸ばしながら、上半身を上へ反らせましょう。

両手で床を押しながら顔を上げ、目線を真上から後方へもっていくように。

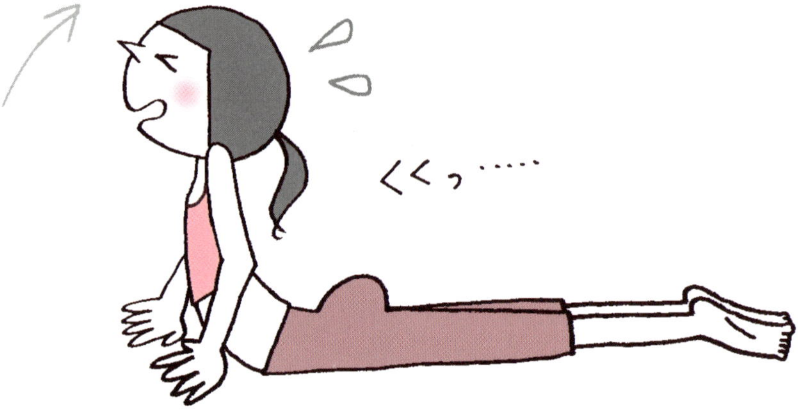

測定評価（5段階）

★★★★★5　目線を後方に無理なく30秒以上続けられる…（大変良い）

★★★★4　目線を後方に20秒続けられる…（まあまあ良い）

★★★3　目線を後方に10秒続けられる…（普通）

★★2　目線を真上に一応上体をキープできる…（やや低い）

★1　目線を真上にするのが精一杯…（非常に低い）

★★★3〜★1の人は

⇩

「背中」が硬い！
Bタイプ
です

③ 腰 チェック

「足上げのポーズ」

仰向けに寝て、足をまっすぐに伸ばします。両足をそろえて、まずは垂直に足を上げていきましょう。

お尻はなるべく床につけたままで、足を顔の方向へ倒します。

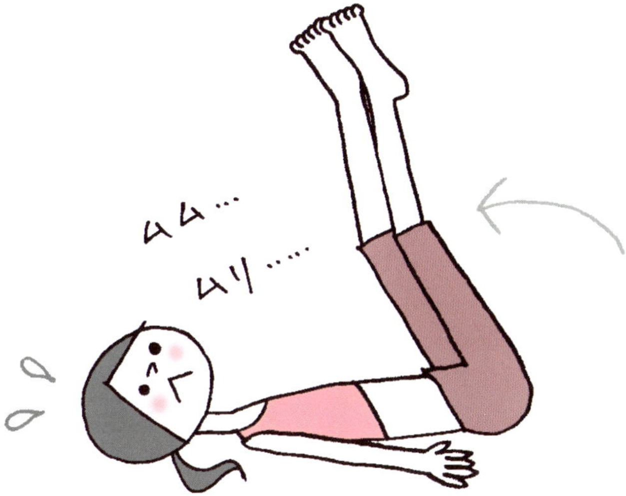

測定評価（５段階）

★★★★★５　ひざを曲げずに足を顔の近くに寄せることができる…（大変良い）

★★★★４　ななめ 45 度以上引き寄せられる…（まあまあ良い）

★★★３　ちょうどななめ 45 度くらい…（普通）

★★２　ななめ 45 度以上に引き寄せられない…（やや低い）

★１　90 度くらいにしか引き寄せられない…（非常に低い）

★★★３～★１の人は

⇩

「腰」が硬い！
Ｃタイプ
です

④ 股関節 チェック

「開脚前屈のポーズ」

両足を前に出して座りましょう。そのまま少しずつ開脚しながら、両手を前に伸ばして前屈しましょう。

前屈は２回行って、良いほうを測定基準にしてください。

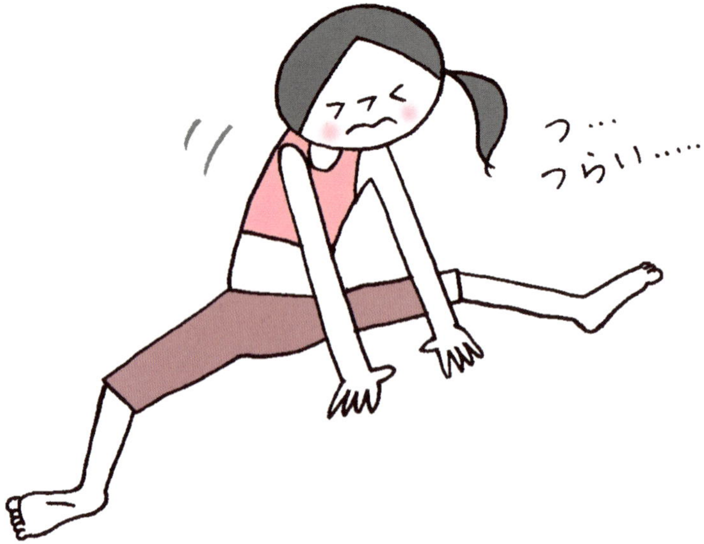

測定評価（５段階）

★★★★★５　足を90度以上開き、おなか・胸・あごが床につく…（大変良い）

★★★★４　足を90度以上開き、腕を前にぺたりとつけられる…（まあまあ良い）

★★★３　足を90度以上開き、足首を手でつかむことができる…（普通）

★★２　足を90度に開き、ひざより前に手がいく…（やや低い）

★１　足が90度開かない…（非常に低い）

★★★３〜★１の人は

⇩

「股関節」が硬い！
D タイプ
です

⑤ 足首 チェック

「しゃがむポーズ」

足を肩幅に開いて立ちましょう。足先は前に向けます。両手を肩の高さで前に上げ、ゆっくりかかとを上げないように、そのまましゃがみます。

足首が硬いと、後ろに転がってしまうこともあるので気をつけましょう。

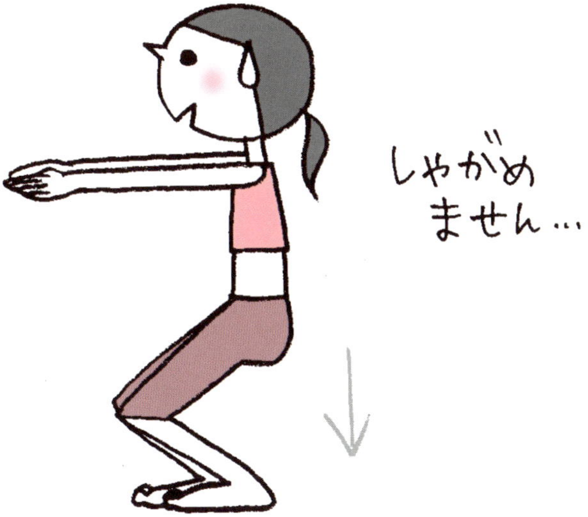

測定評価（５段階）

★★★★★５　かかとが床について、30秒以上背中を立てられる…（大変良い）

★★★★４　かかとが床について、背中を立てられる…（まあまあ良い）

★★★３　かかとが床につくが、背中は立てられない…（普通）

★★２　かかとが床から３cm以内で浮いている…（やや低い）

★１　かかとが床から３cm以上浮く…（非常に低い）

★★★３～★１の人は

⇩

「足首」が硬い！
E タイプ
です

ふだんの生活にも、からだを硬くする原因がいっぱい

ところで、からだが硬くなってしまう具体的な原因とは何でしょうか。私たちの生活のなかにも、からだを硬くする原因はたくさん潜んでいます。

からだが硬くなる原因①　加齢

年齢とともに、からだの水分は減っていく

からだが硬くなる原因の一つが「加齢」。これは誰もが避けて通れない道です。

加齢について考える前に、まず赤ちゃんの姿を思い浮かべてみてください。

ぷくぷくとはじけるような肌をした赤ちゃんは、ときどき自分の足を手で持ってなめたりしていますよね。

考えてみれば、これはすごいこと！

でも、もしかしたら誰でも、赤ちゃんのときはやっていたことかもしれません。大人になったいまでは真似のできないからだのやわらかさです。

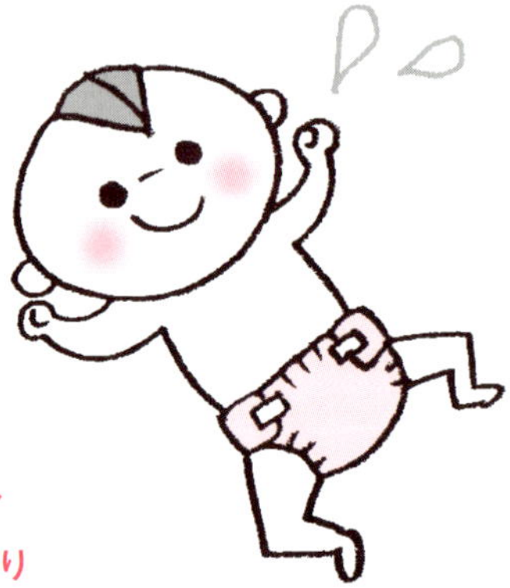

赤ちゃんのからだは大人と違って水分だらけ。

からだの80パーセント前後といわれるくらい水分でできています。みずみずしさでいっぱいです。

ところが年齢を重ねていくにつれ、からだの水分量は減り、大人になると約60～65パーセントになります。

その差が、あのからだのやわらかさの一つの理由です。

みずみずしさがなくなると、肌がかさかさして美容の面でも気になるだけでなく、水分量の低下が、からだのやわらかさまで奪っていくのです。

筋肉が硬くなって、筋力も低下する

赤ちゃんのころの、まるで柳のようにやわらかく、しなやかだった筋肉も、「加齢」によって、からだの深部にある深層筋（インナーマッスル）は硬くなり、からだの表面近くにある表層筋（アウターマッスル）しかうまく動かなくなっていきます。

深層筋といわれている背骨をはさんでいる多裂《たれつ》筋や、おなかまわりにある腹横《ふくおう》筋や腹直《ふくちょく》筋、骨盤の周囲にある骨盤底筋群などが硬くなって動きづらくなり、その影響でさらにそのまわりまでが固まっていってしまうのです。

筋肉が硬くなって筋力が低下すると、そのからだにふさわしい、からだの使い方、動かし方ができなくなり、ゆがみができやすくなります。

加齢によって失われていくものは、それだけではありません。

そもそも筋肉は、繊維状の筋細胞（筋原線維）が多数集まってできています。

筋原線維はたんぱく質でできた２種類の太さの違う線維から成り立っていて、一本一本が核を持った細胞で収縮する性質があります。

太い線維と細い線維が互い違いに並んで、筋肉が収縮するときには、交互に並んでいる２種類の線維が互いに引き合い、相互に入り込むようにスライドしてからだは動きます。

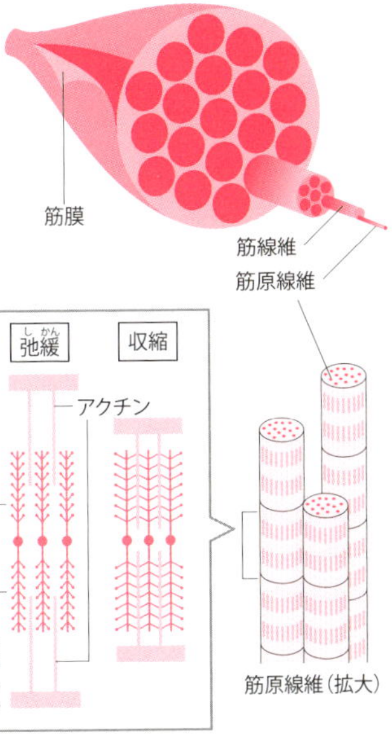

この組織をつくるたんぱく質の一つが、みなさんもよくご存知のコラーゲンです。

コラーゲンは体内でなかなか生成することができません。年齢を重ねるにつれて、このコラーゲンが失われると、筋肉の弾力がなくなり、硬くなってしまうのです。

コラーゲンが失われると、ハリやしなやかさを失うのは肌もからだも同じだということですね。

ですが、人は年を重ねても若々しくいることはできます。

実際、年齢によらず運動を続けている人は若く見えますよね？ 筋肉を鍛えて、きちんとからだを使っているからなのです。

筋肉は若返ります。

“加齢は避けられないけど、若さは保つことができる”

のです。

からだが硬くなる原因② 運動不足

動かさないと、からだはますます硬くなる

「ヨガを続けている人は若々しい」

これは年齢に限らず、からだを硬くしないためにも大切なこと。逆にいえば、からだを動かさないと、硬くなってしまうのです。

私たちのからだは動かさないと、筋肉に栄養分や酸素、熱を運ぶことができません。

そうなると筋線維が活性化せず、やせ細ってしまいます。つまり、萎縮《いしゅく》して弾力性を失ってしまうということです。

私もヨガの指導をしながら痛感するのですが、一度硬くなってしまったからだをほぐすのは、とても大変なこと！

そうなる前に予防やケアをすることが大切なのです。

現代の生活はとても便利になって、どんどんからだを動かす機会が減っています。

家庭では、家事のほとんどはボタン一つで生活できる便利さ。

また、街やオフィスでも同じ。歩くのではなく自動車や電車に乗り、階段を上がらなくてもエレベーターやエスカレーターが運んでくれます。

これでは誰もが運動不足になって当然です。

便利になって時間が作れるときにこそ、しっかりからだを動かして整えましょう。

年齢にかかわらず、意識してからだを動かすことです。

からだが硬くなる原因③　**ストレス＆疲労**

ストレスを感じると、筋肉が緊張して硬くなる

ストレスとは、内外からの刺激に対してからだが防御しようとする反応のこと。

何かドキッとしたり、ヒヤヒヤしたり、イライラしたりすると、呼吸が浅くなって、肩に力が入ってからだがこわばるのを感じたことはありませんか？

私たちはストレスを感じると筋肉が緊張して硬直してしまいます。

これは人間がストレスから身を守ろうとして、からだを硬くする防御反応。だから、あって当たり前のもの。

この自然な防御反応は一時的には問題ありませんが、ストレスや緊張を長く受け続けることが問題なのです。

神経や筋肉が緊張しっぱなしで、からだは硬いまま。これがよくないのです。

また、ずっと同じ姿勢でいるような場合の疲労も同じです。

たとえば、オフィスで５～６時間、パソコンの前に座りっぱなしでいると、一時的にからだにうっ血状態が生じます。血行不良です。柔軟性を失い、からだを硬くします。

あえてリフレッシュする時間をもつことは大切です。

思いっきり空気を吸い込んだら、おなかの底からゆっくりと空気を吐き出して、吐ききりましょう。そして適度にからだを動かしましょう。きっと気持ちいいはずです。

からだが硬くなる原因④　からだのゆがみ

バランスの崩れが、血液の流れを悪くする

以前の私自身がそうでしたが、骨盤などからだのゆがみが原因で、からだが硬くなることもあります。

たとえば、骨盤のゆがみを放っておくと、背骨がゆがみ、背中の筋肉も大きくゆがみます。

もちろん上半身だけではなく、ひざや足首などの関節バランスも崩れてきます。つまりからだ全体がゆがむのです。

そうすると血液の流れが悪くなり、からだのすみずみに酸素や栄養分、熱を届けることができず、からだがこわばってきます。

また、自律神経は背骨と並走しています。

からだがゆがむとその背骨もゆがみ、それが影響して自律神経の神経経路もゆがみ、神経の働きが乱れてしまいます。

自律神経には、筋肉の働きを司る役割があるので、ゆがみがあると筋肉の緊張を招き、からだを硬くしてしまいます。

自律神経の話は、P.52～53の呼吸の説明のところで、再度詳しく触れます。

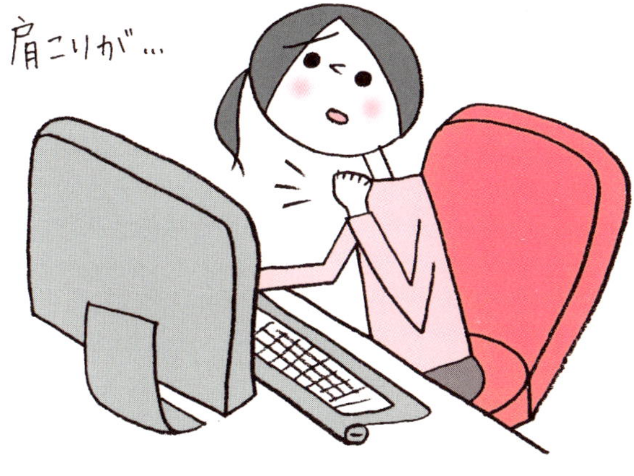

こんな症状のときは
CHECK!

column 1

からだが硬いと起こる、からだの不調（その1）

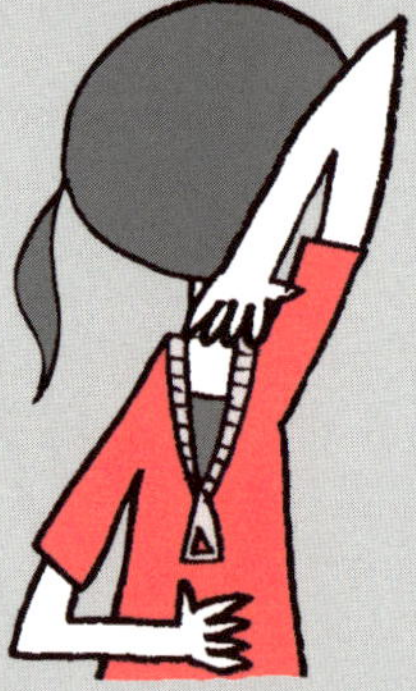

不調 ①

＊疲れやすい、眠れない＊

筋肉に柔軟性がないと、血流が悪くなり、酸素や栄養分がからだのすみずみに運ばれないうえ、老廃物の回収もままならず、疲労物質がたまって疲れやすくなってしまうのです。脳の疲れも取れず、なかなか寝つけなかったり、ぐっすり眠れなかったり……ますます悪循環になってしまいます。

不調 ②

＊冷えやすい＊

もちろん冷えにはさまざまな原因がありますが、その一つとして、からだの硬さがひそんでいることもあります。また、生理痛や生理不順も冷えによって引き起こされることがあります。冷えは万病のもと！ 腰の筋肉の硬さや骨盤内のうっ血にも十分気をつけましょう。

不調 ③

＊肩こり・腰痛＊

肩こりの原因の一つに、デスクワークやパソコンなどを続けていると、猫背・前首になり、首や肩周辺の筋肉が緊張して硬くなって血流が悪くなることから起こることがあります。腰痛は、背筋や腹筋や腰筋に弾力がなかったり、腰の軟骨や関節などの老化によって引き起こされることもあります。

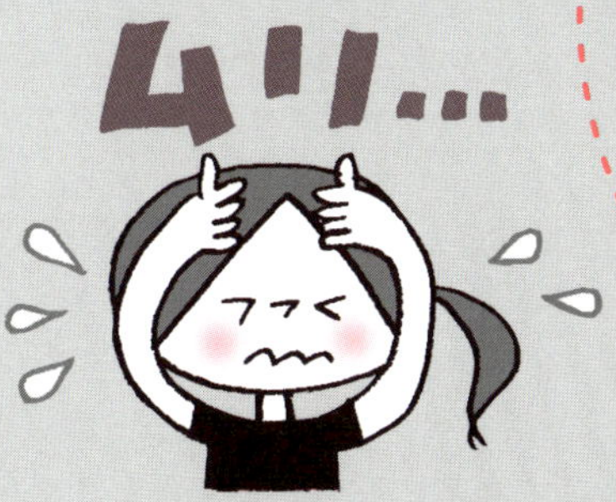

不調 ④

＊ケガをしやすくなる＊

からだが硬いということは、可動範囲が小さくなっているということなので、その状態で日常生活を送ったり、自分ではもっと動けるつもりでからだを思いっきり動かしたりすると、柔軟性がないために骨折や捻挫、アキレス腱《けん》断裂などケガをしやすいのです。

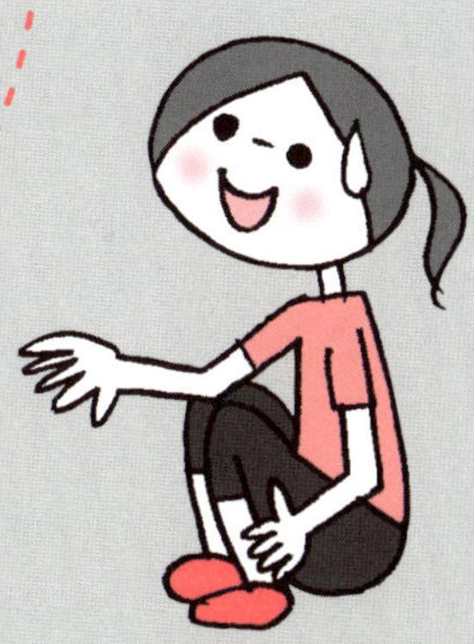

やわらかヨガ

Part 2

からだをやわらかくすると こんなに いいことがある！

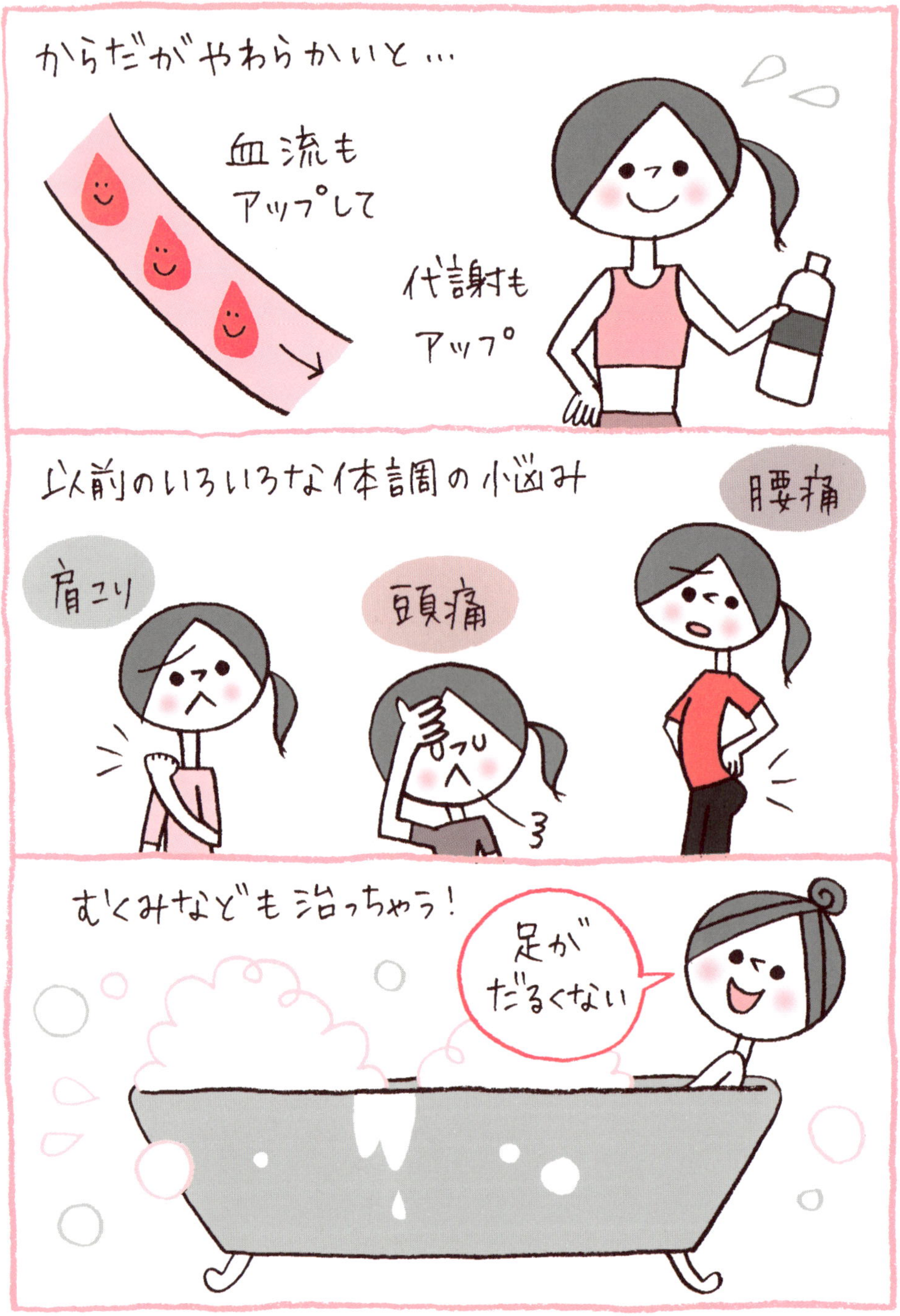
からだがやわらかいと…
血流もアップして
代謝もアップ
以前のいろいろな体調の悩み
肩こり
頭痛
腰痛
むくみなども治っちゃう!
足がだるくない

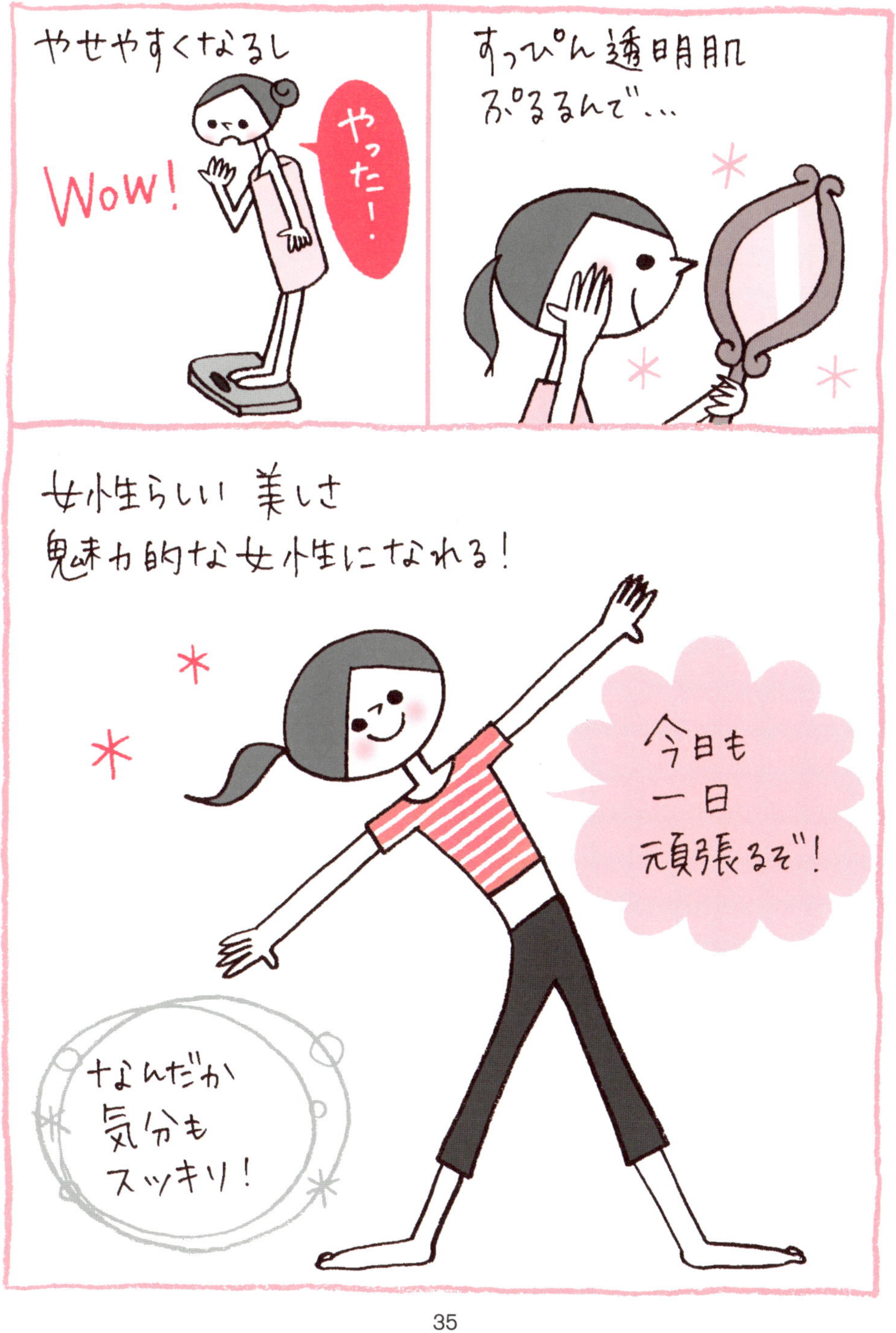
やせやすくなるし
Wow!
やった!
すっぴん透明肌
ぷるるんで…
女性らしい 美しさ
魅力的な女性になれる!
今日も
一日
頑張るぞ!
なんだか
気分も
スッキリ!

「からだがやわらかい」って、どういう状態？

柔軟性、という言葉をよく耳にしますが、そもそもこの「柔軟性」って何だと思いますか？

それは、関節がどれだけ動くか。
また筋肉がどれだけ動くか、ということです。

つまり、**“関節と筋肉の可動域”が、「柔軟性」**です。
可動域が大きければ柔軟性がある、可動域が小さければからだが硬い、といえるのです。
肩やひじ、手首、手の指、足首、ひざ、股関節などの関節は、骨と骨、筋肉と筋肉をそれぞれつなぐ役割があります。
そして、とても複雑な動きで、からだを動かしています。

その可動域が大きいと、からだは自由にしなやかに動けますが、逆に可動域が小さいとうまく動けず、しなやかさに欠けた横着な動きになってしまいます。
つまり、「柔軟性」とは、この可動域の大きさのことなのです。

さらに具体的に説明すると、その柔軟性を主に左右するものは次の３つが考えられます。

やわらかさのポイント① 筋肉と腱《けん》の伸張性

筋肉と腱の伸び縮みには個人差がある

私たちのからだのなかで、骨と骨をつないでいる筋肉は、比較的硬い組織ですが、伸び縮みします。

一方、腱のほうは、伸縮性はありますが、少ししか伸びません。

その筋肉と腱が、どれだけ伸び縮みするかは個人差があり、それが柔軟性の差となって表れるのです。

さて、さきほどの、「からだのやわらかさ・硬さチェック」では、どのような判定が出たでしょうか？

あくまでも目安ではありますが、これによって、自分の筋肉と腱の伸張性を知ることができます。

たとえば、筋肉と腱の伸縮性をみるのにわかりやすい方法として、開脚があります。

足が少ししか開かない場合は、太ももの内側の筋肉が硬く、伸縮性が乏しく、柔軟性の低い、からだが硬いタイプといえるでしょう。

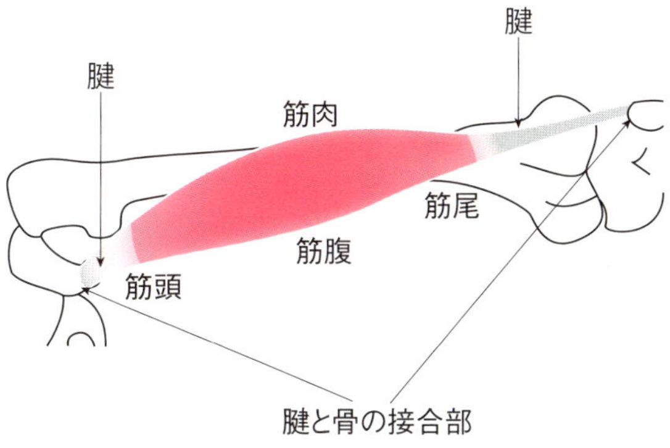

やわらかさのポイント② **筋肉の弾力性**

伸びるだけでなく、収縮して戻る力があるか

これは筋肉の強さでもあります。

たとえばこういうケースがあります。

上体を後ろに反らしました。とてもきれいに反らせています。

しっかりとポーズをとったので、上体をもとに戻そうとすると……⁉

上体をもとに戻すことができません。

これはスクールのレッスンのときにも見かけることなのですが、上体を戻す筋力が弱いのです。

それはつまり、伸びきったゴムのようなもの。

伸びることはできても、そのまま元に戻りにくいのです。

いうまでもなく、**筋肉は伸びるだけでなく、収縮して強く弾力があるのがバランスのとれた理想的な状態**なのです。

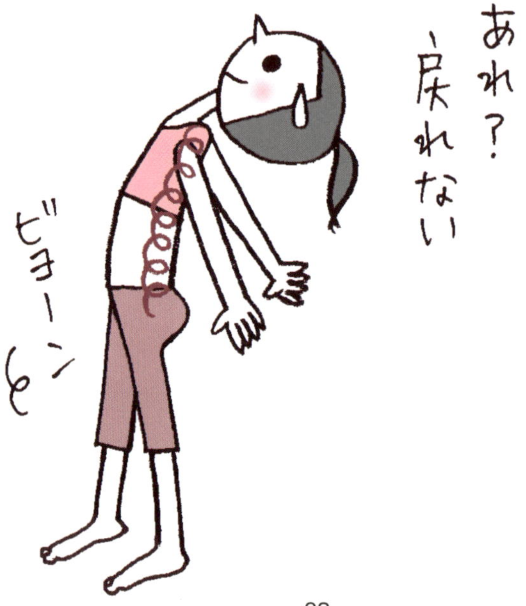

やわらかさのポイント③　生まれつきのからだの特徴

個人によるからだの差、男女の差もある

人には、持って生まれたからだの特徴があります。

たとえば、背の高い人低い人、手足が長い人短い人、目の大きい人小さい人、鼻の高い人低い人……さまざまです。

それと同じで、人によって筋肉の長さも、そのつき方も違います。

これは、先天的なものです。

ただ、手や足が長いから、それに合わせて筋肉も同じように長いかといえば、一概にそうともいえません。

関節を大きく動かすほどに筋肉が長くない人もいれば、関節を縛りつけるような筋肉のつき方をしている人もいます。

ちなみに個人によるからだの差に加えて、男女差もあります。お相撲さんは厳しい稽古《けいこ》のおかげで股関節が柔軟で、股割《またわり》（180度開脚）なども見事にできますね。

でも、一般的には、女性のほうが男性よりもからだがやわらかいのです。

それは筋肉の太さ、女性ホルモンの関係で、男性よりも柔軟性があるうえ、骨盤は出産に備えて特にやわらかく、しなやかに開くようになっているからです。

個人差はありますが、それでも筋肉をやわらかくするようにからだを整えていくことはできるので、「生まれつきだから……」と決してあきらめないでください。

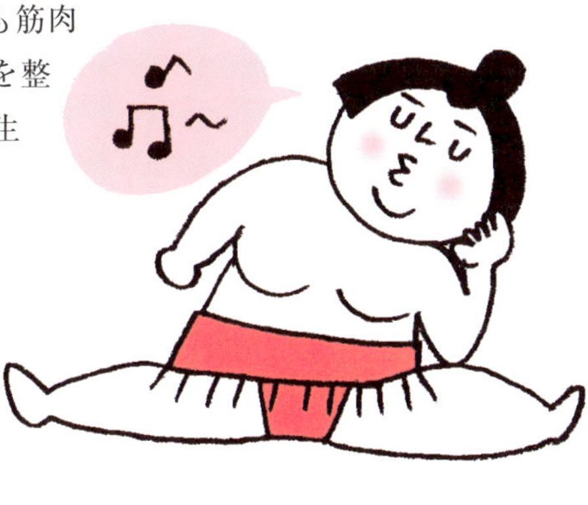

体調の悩みやむくみがスッキリ解消！

からだがやわらかくなると、どんないいことがあるのでしょうか？

からだがやわらかくなると、健康や美容でも嬉しいことがたくさん起こります。

その一番のもとになるのが“血流アップ”です。

血流がアップして血行がよくなると、代謝もアップ！ すると、まず、疲れにくくなるうえ、ケガをしにくくなります。

呼吸が深くなり、細胞が活性化されて自然治癒力や免疫力が上がり、ケガや病気をしても治りやすくなります。

さらに肩こりや腰痛、便秘、頭痛、冷え、生理痛などが解消され、眠りの質もよくなります。

女性にとって嬉しいのは、美容への効果！

血行がよくなり、代謝が上がると、太りにくく、やせやすい体質になります。

また、やわらかいからだで筋肉を動かせるようになるとリンパ液の流れもよくなるので、むくみが解消。ますます体型がスッキリに。女性らしいしぐさだって自然に出てきます。

ヨガをしている人を見て私がいつも思うのは、“透明感”のある人が多いことです。

その人らしい「すっぴんの魅力」があふれています。

つややかな肌や優しい心もはぐくんでくれる

さらに代謝がよくなることで、肌の老廃物やくすみが取れて、ツヤツヤになるのも嬉しいこと。

当然メイクのノリだってよくなります。女性にとってのメリットはこれだけではありません。

からだがやわらかくなると、自然に女性らしい美しさや色気もあふれ出るようになります。

しなやかなからだから、美しい身のこなしが生まれてくるでしょう。

また、その美しさはメンタルからも生まれます。

冷えや肩こり、便秘などのからだの痛みやつらさ、悩みがあると、人はどうしても暗く、落ち込んだ気持ちになってしまうもの。

そんな悩みがなくなれば、心も明るくなります。

そしてからだが自分の思い通りに動くことで、ますます気持ちが晴れやかになるはず。

自分のからだの悩みに執着しなくてもよくなると、心もからだも解放されて、気持ちが前に向いてきます。

そうなると、顔の表情も晴れやかになり、自然に笑顔が。

一度、からだの悩みを経験した人は、同じような悩みを抱えている人に対して優しくなれるものです。他人を気遣い、いたわってあげられる心のゆとりも生まれてきます。

これも美しく、魅力的な自分に変われる嬉しい効果です。

からだを動かす習慣をつけよう

どうすればからだをやわらかくできるのか、知りたくなりますよね。
その方法はいろいろありますが、まずふだんの生活で心がけたいことは次のこと。

「からだを冷やさないこと」
「長時間座りっぱなしの仕事など、同じ姿勢を取り続けないこと」
「ストレスをためないこと」

そんな生活習慣に加えて、一番大切なのは、

「からだを動かすこと」

そもそも筋肉は動かさないと、硬くなってしまいます。
もちろん過度な筋肉への負荷は禁物です。からだが硬い人も、やわらかい人も、年齢にかかわらず、ふだんの生活で動くこととは別に、適度に左右バランスよくからだを動かす習慣をつけることがとても大事なのです。
筋肉は若返ります。一日でも早く始めるのがおすすめです。

一度きちんとバランスよくからだを動かす習慣をつけておくと、脳はその感覚を記憶します。
そうすれば、少しお休みをして久しぶりにからだを動かしたとしても、脳はからだのバランスや動かし方をキチンと覚えているので、すぐに感覚を取り戻してくれます。
たとえば、自転車乗り。一度自転車に乗れると、何ヵ月、何年と乗っていなくてもちゃんと乗れるものですよね。

私たちのからだは一度柔軟性を失うと、なかなかそれを取り戻すのに時間がかかります。

でもそこであきらめる必要はありません。

たとえ年齢を重ねていても、しばらく中断していても、あきらめずにからだを動かしましょう。

そうすることで少しずつでもからだはやわらかくなり、可動範囲が広がっていきます。思うように広がらなくても現状をキープし続けることができるのです。

一秒一秒、老化は進んでいくわけですから、現状をキープすることだけでもどれだけ大切なことかおわかりいただけると思います。

筋肉が弾力を取り戻し、からだの“ゆがみ”が取れていくと、姿勢がまっすぐに伸びて柔軟性も増していきます。

からだをやわらかくして心身ともに健康な日々をおくりましょう。

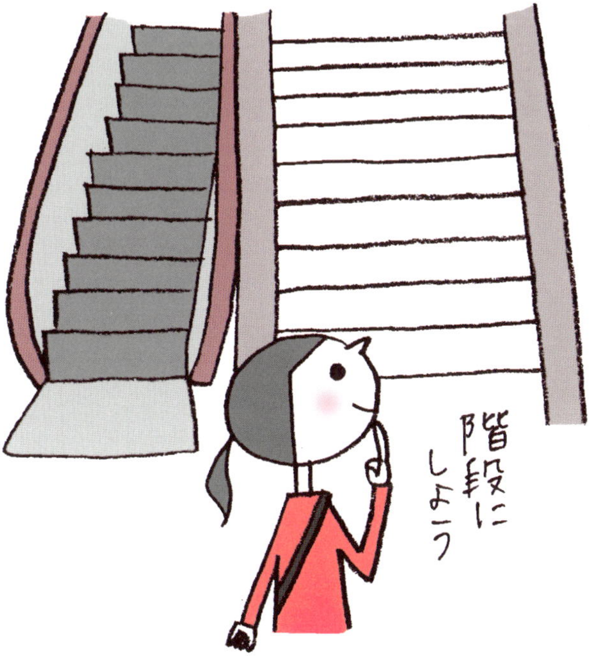

からだの硬い人こそ、ヨガをやろう

からだが硬いと、なんとなくからだを動かすのがおっくうになる傾向があるようです。

特に、「ヨガはからだがやわらかくないとできない」と思い込んでいる人が多いのには驚きます。

たしかに、からだの硬い人がポーズをとると、見本通りになかなかできず……そんな自分の格好を見てがっかりして……あァ、もう無理！ と嘆いてしまいます。

そうなると、ますますからだを動かすことをしないので、どんどんからだは硬くなってしまうのです。

ヨガは、しなやかで健康なからだを手に入れるために大きく貢献します。

からだの深部にある深層筋（インナーマッスル）をゆるめて整え、関節をほぐして矯正する効果があり、からだの軸を安定させます。

ポーズを行うことで、からだ（骨盤）のゆがみを調整し、自律神経の働きが安定して、血液やリンパ液の流れをよくし、代謝を上げます。

また、ポーズと一緒に呼吸をすることで、さらに神経が落ち着いてきます。

ヨガは、人間の心とからだはつながっていて、ひとつのものとして捉え、それらを調和していこうとするものです。

不安や悩みで心が乱れると、眠れなくなったり、胃が痛くなったりしませんか？

逆に頭痛や肩こりがひどいと、イライラしたり、やる気が出なかったりするものです。

ヨガはからだを調整して、乱れたバランスを正常に取り戻す効果があります。

からだが整ってくると、精神的にも安定してきます。
心の緊張が取れると、筋肉の緊張も取れてきます。

「ヨガはからだのやわらかい人がするもの」
「からだが硬いから、私にヨガは無理……」

決してそうではありません。

そもそもヨガは、ポーズを完成させるためにするものではなく、そのときの自分の心身を見つめ、からだと心を整えるために行うもの。
自分のからだと向き合う時間なのです。

ヨガは「からだが硬いからできないもの」ではなく、「からだが硬くてもできるもの」。
いいえ、むしろ**「からだが硬い人こそするべきもの」**と思ってください。ヨガはみんなのものです。

からだはやれば必ず変わっていきます。
毎日ちょっとずつでも続けていくうちに、大きくて素晴らしいからだと心の変化が生まれるのです。
からだも心もやわらかく、しなやかで、明るく健康なあなたに。ヨガでそのお手伝いができたら、とても嬉しく思います。

こんな症状のときは
CHECK!

column 2

からだが硬いと起こる、からだの不調（その2）

不調 ⑤

＊便秘＊

便秘にもいろいろタイプがあります。何らかの病気が原因で便秘症状を引き起こしている場合と、腸の機能が低下している場合があります。ほかに、便を押し出すぜん動運動が弱く、便が停滞してしまう場合です。腹筋が弱かったり、内臓下垂《かすい》、骨盤のゆがみ、加齢などが考えられます。

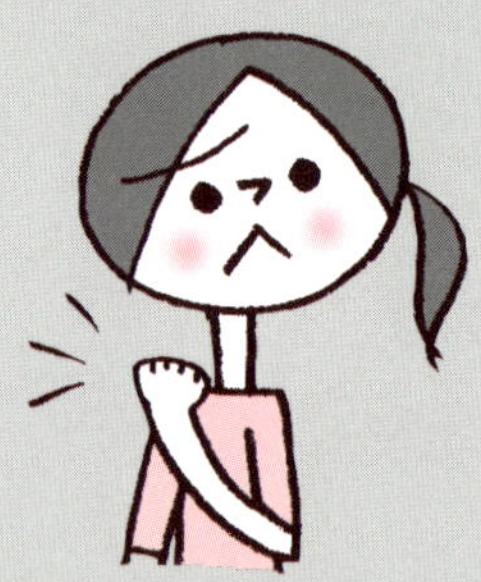

不調 ⑥

＊イライラ、集中力低下、呼吸の乱れ＊

からだが硬くなると、胸の筋肉の動きも悪くなってしまいます。そのため、呼吸が浅くなったり、乱れたりするのです。そうすると、十分な酸素がからだに取り込めず、脳への酸素不足を引き起こしますから、イライラしたり、集中力がなくなったり、思考力低下にもつながります。

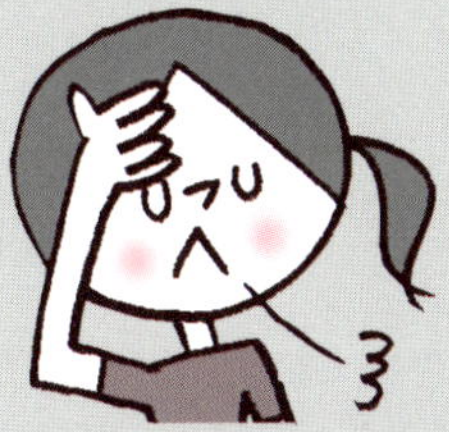

不調 ⑦
＊老けて見える＊

からだが硬いせいで老けて見えることも⁉ その理由に考えられるのは血流が悪くなることで起きる肌のくすみ。血流の悪さは、たるみやシミの原因にもなります。また、からだがゆがむことで生じる、猫背や腹筋や背筋などの筋力が弱いためによる姿勢の悪さも老けて見られる原因の一つです。

不調 ⑧
＊やせにくい＊

筋肉や関節が硬いと、代謝も低下します。すると、①むくみやすい、②脂肪がつきやすい、③脂肪が取れにくいからだになります。特に、おなかや腰まわり、お尻から太ももの裏側にかけての筋肉は意識して動かさないと、どんどんまわりに脂肪がつきやすく、また取れにくくなってしまいます。

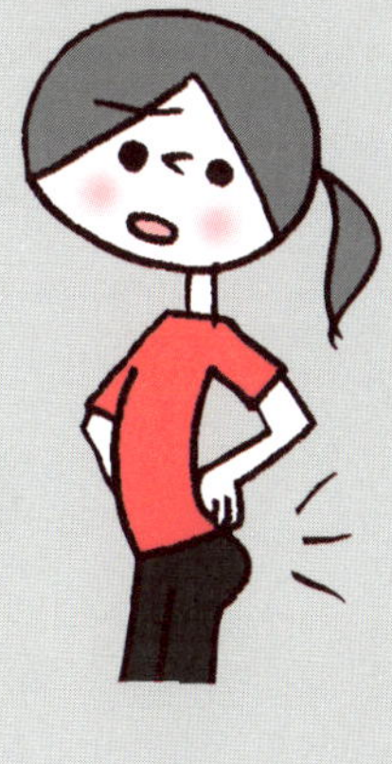

やわらかヨガ
Part 3

ポーズ
で
からだをやわらかくする

憧れのヨガのポーズにチャレンジ！

床に座って足を開き、からだを前に倒す。ペターッとからだが床についたらどんなに気持ちいいんだろうって思いませんか？
もしかしたら、それが夢ではないかもしれません。

この章では、硬さのタイプ別に、それぞれのからだの箇所をやわらかくするヨガ・プログラムをご紹介していきます。
各タイプ別に、簡単なポーズから始めて、最終の目標ポーズに向けて、少しずつそのポーズに近づけるようなアプローチポーズでからだを集中的にほぐしていくという流れになります。
「からだの硬さ・やわらかさチェック」（P.18 ～ 23）で取り上げた箇所は5つでした。したがって、5タイプのヨガ・プログラムに分かれます。

「肩」が硬い　→ Aタイプ
「背中」が硬い　→ Bタイプ
「腰」が硬い　→ Cタイプ
「股関節」が硬い　→ Dタイプ
「足首」が硬い　→ Eタイプ

あなたは何タイプでしたか？
自分がいちばん硬いと感じた箇所のプログラムからぜひ始めてください。

もちろん人間のからだなので、5箇所はそれぞれがつながっています。1箇所をほぐすとほかの箇所もほぐれてくる、という可能性はあります。ですので、楽しみながらポーズィングしてみてください。

いきなり目標ポーズをとると、頑張りすぎたりしてからだを痛める原因になりかねません。あせらず、決して力ずくでからだを動かさないこと。

そしてからだは、一人ひとり硬さや関節の状態などが違います。
ヨガは自分の心とからだを見つめ、対話する時間です。
自分のいまのからだの状態をしっかりと見つめ、受け止めてじっくりと無理せずに動かしてください。

からだの声（心）を聞きながらポーズィングすることで、ふだんはチグハグになりがちな心とからだが調和して、ひとつになって動くのがわかります。

いまの自分を感じるのです。
大切なのは、

正しいからだの使い方と呼吸をして、少しずつほぐしていく

……この積み重ねです。

そして、
「イメージを持つこと」。

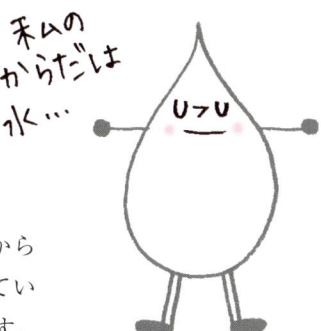

前にお話ししたように、人間の大人のからだの約 60 ～ 65 パーセントは水分でできています。水は入れる器《うつわ》に合わせて形を変えます。「自分のからだも水だ」とイメージして動かしてみてください。
決して、力ずくで動かしてはいけません。ゆっくりと動かしましょう。

ヨガでいちばん大切な呼吸のはなし

ポーズを始める前に、ヨガでいちばん重要な呼吸について知っておきましょう。

ヨガでは「丹田呼吸《たんでん》」という、わかりやすく言えば腹式呼吸を行います。「おなかで吸って、おなかで吐く」、とても深い呼吸です。

これによって、酸素のエネルギーをからだのすみずみまで行き渡らせ、人間のからだをつくる60兆個の細胞を目覚めさせるのです。

正しい呼吸法は、血液循環を活発にさせ、疲労物質をどんどん分解・排出させる効果があります。

この浄化された血液が、深い呼吸によって各細胞に行き渡り、細胞そのものが活性化して、自然治癒力（自分のからだの悪い部分を治そうとする力）が格段に高まります。

また､丹田呼吸は横隔膜《おうかくまく》を大きく上下させながら行うので､内臓をマッサージする効果もあり、内臓の働きを高めます。肝臓、胃腸が元気になり、便秘しにくく疲れにくいからだをつくるのです。

丹田呼吸の効果はこれだけではありません。

人間にとって重要な神経のひとつに「自律神経」があります。

自律神経はそもそも、からだの神経系というシステムに属します。

神経系には大きく分けて脳や脊髄《せきずい》の「中枢《ちゅうすう》神経」と、そこから枝分かれして各器官につながる「末梢《まっしょう》神経」の２つがあり､末梢神経はさらに運動神経､知覚神経、自律神経に分かれます。

このうちの運動神経と知覚神経は脳が指令を出し、自分の意志で動かすことができますが、自律神経だけは自分の意志では動かせないのです。

別の言い方をすると､脳が命令をしなくても“必要に応じて勝手に動ける”

神経なのです。

そのため、脳の指令を待たずに動ける自律神経は、リアルタイムでからだのありとあらゆる生理現象に関わっています。

自律神経は背骨に沿って走り、これが呼吸や内臓、血圧、血流、発汗、排尿・排便、体温調節、ホルモンの分泌などの生命活動に欠かせない働きを司っていて、片時も休まずに緻密にコントロールしてくれているのです。

息を吸ったら、次は自動的に息を吐きますよね。

そう、これです。ふだんは意識して呼吸なんてしていないと思います。意識のない睡眠中も息が止まって命が絶えることがないのは、この自律神経が就寝中も働いてくれているからなのです。

そして、この自律神経には交感神経と副交感神経の２種類があります。

交感神経が優位に働いていると、人は興奮・緊張状態にあり、呼吸は速く、浅く不規則になります。からだの筋肉も緊張してしまいます。

副交感神経が優位に働いていると、とてもリラックスした状態にあり、呼吸は深くゆったりとしています。免疫力も高まります。からだの緊張もほぐれるので筋肉がゆるみやすくなります。

呼吸は自律神経が司っているのですが、逆に吸う、吐くという呼吸をコントロールすることで自律神経の働きを整えることができる、ともいえます。

ヨガのポーズを行うときは、呼吸を意識します。

つまり、呼吸をコントロールするのです。

ということは、副交感神経の働きを優位にすると、筋肉の緊張をほぐす効果が出てくるので、ポーズをキープしながらしっかり息を吐くようにしましょう。

正しい呼吸法を マスターしよう

息を吐く、ということは副交感神経を優位にします。
それではその副交感神経を優位にする丹田呼吸のやり方を説明します。
まずはこの呼吸法をしっかりマスターしましょう。

① まず、丹《たん》田《でん》の位置を覚えましょう。

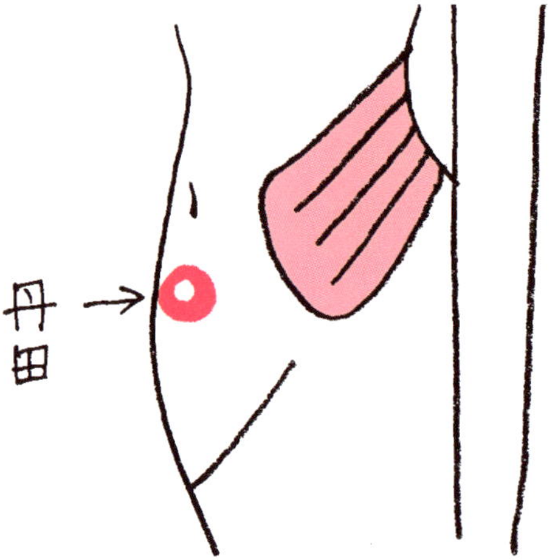

丹田はおへその3～5cm下の奥、からだの中心あたりにあると思ってください。
ここを意識しながら呼吸をします。これが丹田呼吸になります。

丹田に力を入れると、健康と勇気が得られる、と昔から伝えられています。丹田は漢方医学的にみてツボの呼び方ですが、ヨガではチャクラとして大切な存在でもあります。

② 丹田を意識して、おなかを膨らませながら鼻から息を吸って吐く。

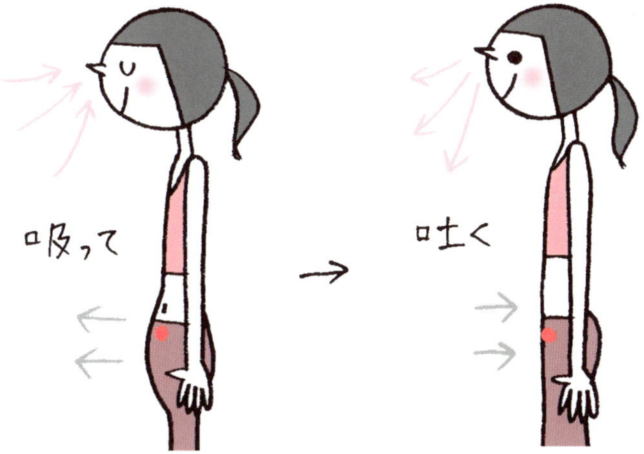

鼻から、丹田に届くように深く息を吸い、おなかを膨らませます。

吸いきったらちょっと止めて、鼻から（口からでもＯＫ）息を吐きます。丹田から吐き出すようにおなかをへこませ、息を吐ききります。

吐ききったら、またちょっと止めてから息を吸います。

これの繰り返しです。

〔吸って ⇔ 吐いて〕―― これで“１呼吸”となります。

“５呼吸キープ”とあれば、〔吸って⇔吐いて〕を５回繰り返します。

ポーズをつくったら、その姿勢をキープしたまま、丹田呼吸を気持ちのいいリズムで繰り返します。これを、キープ呼吸と呼びます。

ただポーズ中、丹田呼吸がわからなくなったら、“深い呼吸をする”という感覚で呼吸をしてみてください。

このキープ呼吸がからだをやわらかくするのに効果をもたらします。

ポーズをとる前に、次のことに気をつけよう

① 硬くて平らな場所で行いましょう

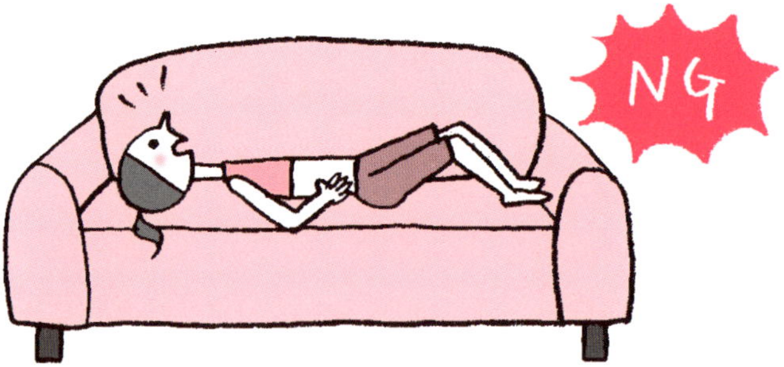

ヨガマットやヨガタオル（なければバスタオルでもＯＫ）を敷いて、すべらないように気をつけてください。すべると、無駄に力が入ってしまい、気持ちよくポーズがとれません。

② 呼吸に合わせて動き、自分なりにポーズを完成させたら、気持ちよくキープ呼吸を繰り返します

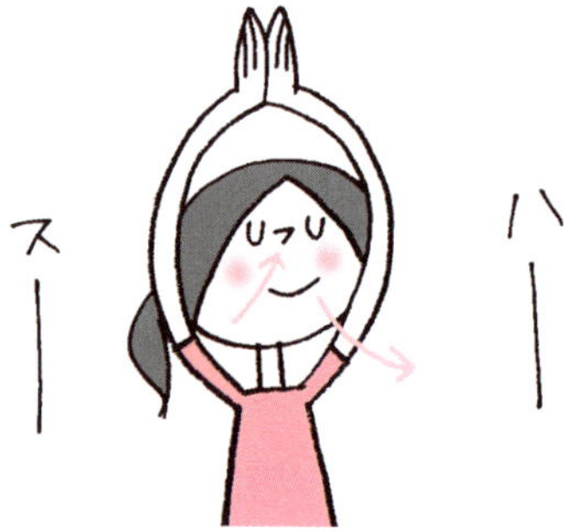

呼吸が止まったり、速くなったりするのは無理をしている証拠です。ポーズの形にばかり気にとらわれないように！　呼吸は気持ちのいい丹田呼吸を一定のリズムで刻んでください。“心地よい少し痛みのある刺激”を求めます。

③ ポーズをとるときは、苦しそうに行わないこと！

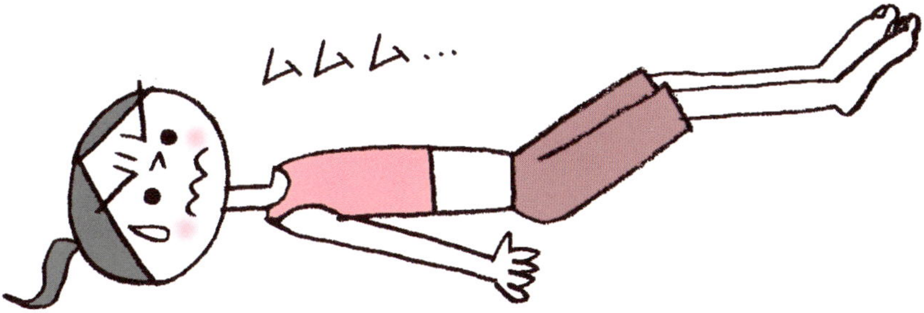

眉間にしわなど寄せず、やさしい表情で行ってください。

眉間のしわは、それだけでからだの緊張を表します。そうすると神経も緊張してしまいます。それではせっかくのポーズの効果も半減です！

大人のからだは約 60 ～ 65 パーセントが水分でできています。水のようにゆらぐイメージで行いましょう。

「肩」が硬い！
Aタイプさん
のための

肩（肩甲骨）をやわらかくするポーズ

こんな効果があります！

背中手つなぎがうまくできない……そんな人は、肩甲骨・肩関節が硬く、そのまわりの筋肉が緊張しています。これらが硬いと、腕が上がらなくなったりします。もしかしたら、肩こりがひどくありませんか？ 肩周辺をほぐせば、肩こりの解消にもなりますよ。

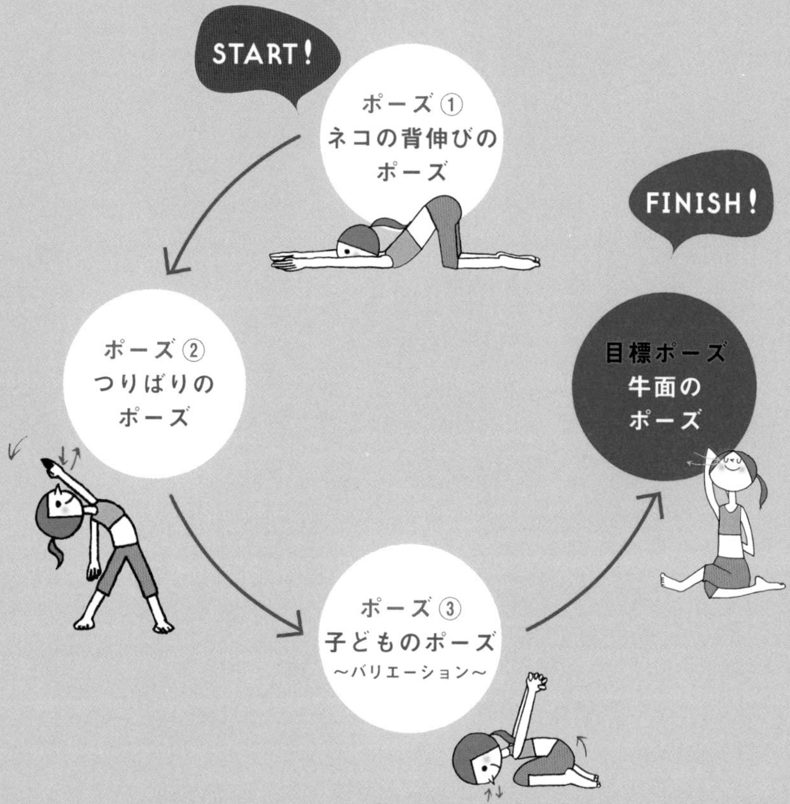

START!

ポーズ① ネコの背伸びのポーズ

肩（肩甲骨）の前後をゆるめます

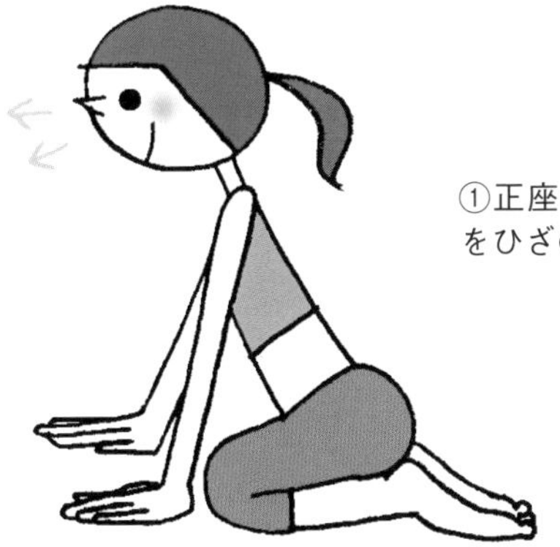

①正座の姿勢から、息を吐いて、両手をひざの前の床に置く。

②息を吸いながら、お尻を上げて、両手を前にすべらせる。息を吐きながら、あごと胸を床に近づけて5呼吸キープ。

　息を吸いながら、ゆっくり上体を戻し、息を吐いて脱力。そのままうつ伏せになってもＯＫ！

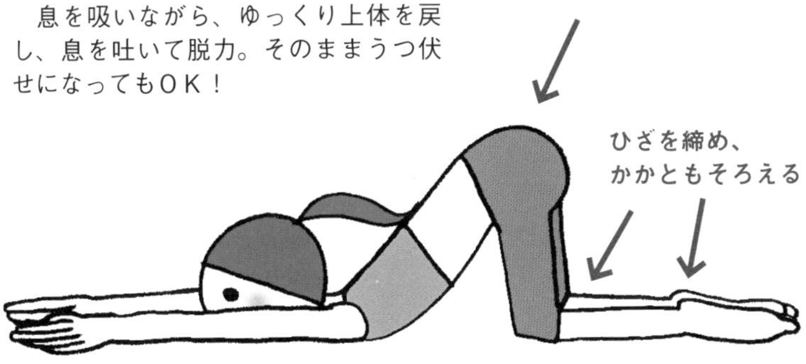

ポーズ② つりばりのポーズ

肩（肩甲骨）のサイドをゆるめます

①両足を左右に大きく開いて立ち、息を吸いながら、両手を肩の高さで真横に上げる。

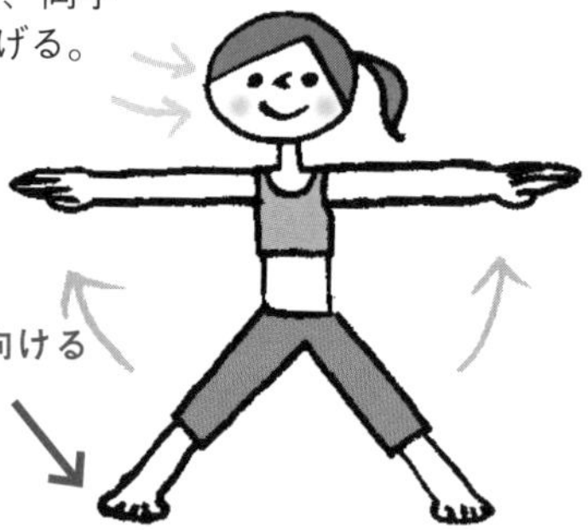
足先は前に向ける

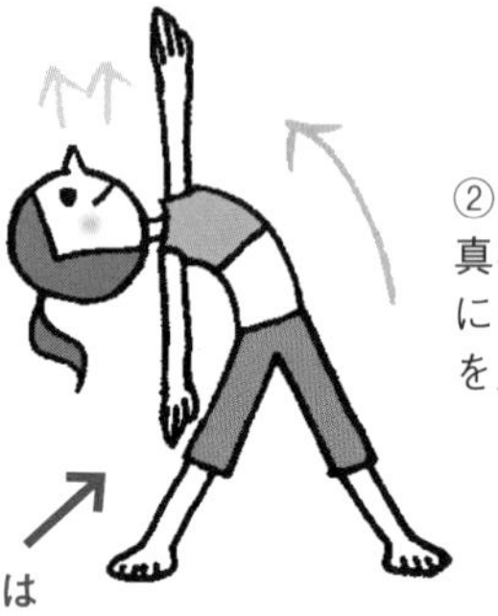
下の手は
足につけない

②息を吐きながら、上体を右真横に倒し、両手は縦一直線に伸ばす。左手指先（上方）を見て５呼吸キープ。

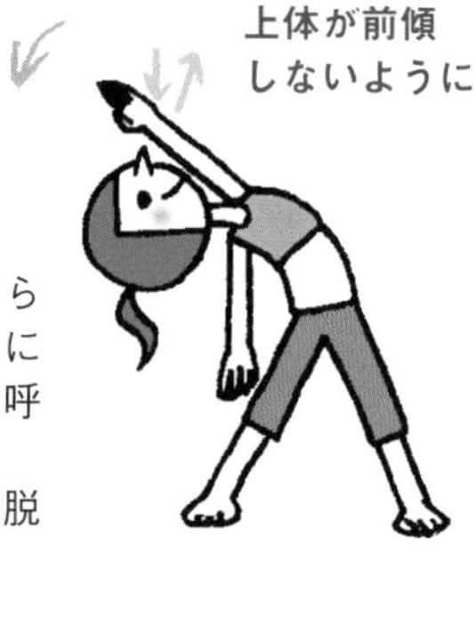
上体が前傾
しないように

③さらに息を吸いながら、左手のひらの向きを変え、息を吐きながら左耳に近づけるように伸ばし、上を見て５呼吸キープ。

息を吸いながら戻し、息を吐いて脱力。反対側も同様に行う。

ポーズ③　子どものポーズ　～バリエーション～

肩関節の動きをゆるめます

①正座の姿勢から、息を吐いて上体を前に倒し、おでこを床につける。

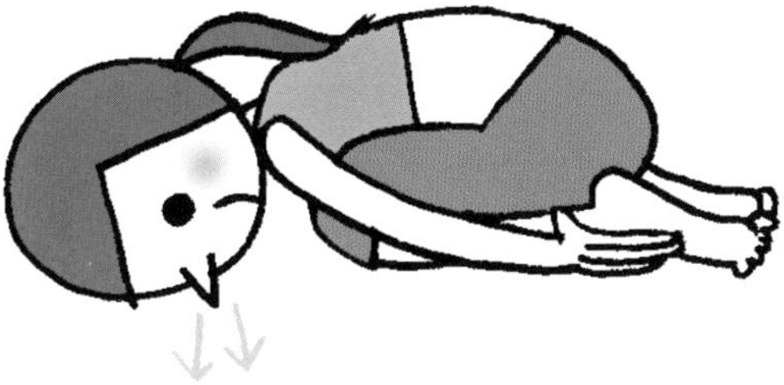

②背中で手を組み、息を吸いながら、ひじを伸ばす。息を吐きながら、からだから離すように手を上げて５呼吸キープ。

　息を吸いながら、手を戻す。１～３回繰り返す。

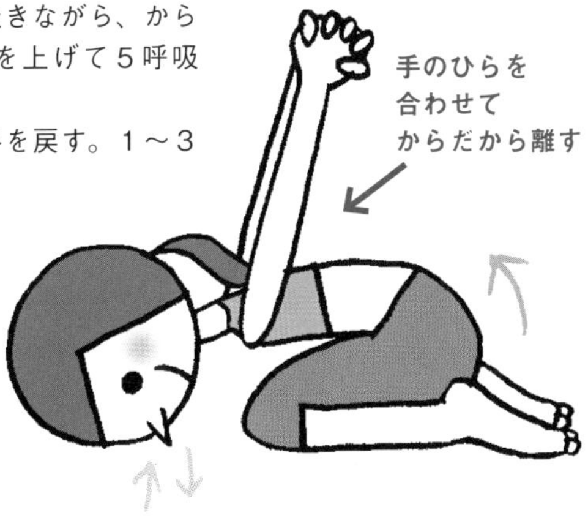

FINISH！

目標ポーズ　牛《ぎゅう》面《めん》のポーズ

できるようになるためのコツ

手をつなげないときはタオルを使います。足が組めない人は、片足だけ伸ばした状態で行ってみましょう！

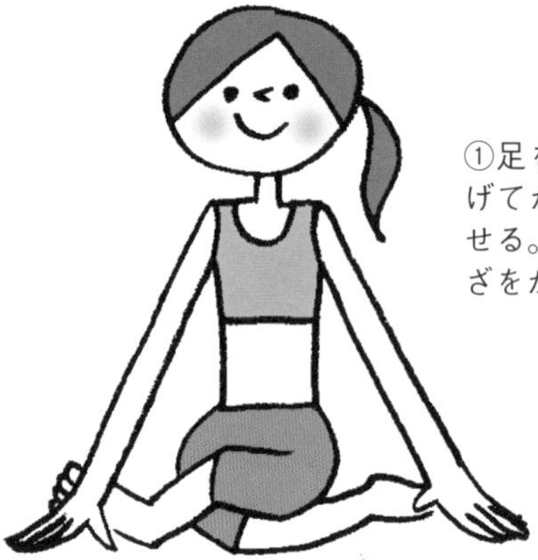

①足を伸ばして座り、右足を内側に曲げてかかとをできるだけお尻に引き寄せる。左足も同じように曲げて、両ひざをからだの中心線で重ねる。

②右手は上から、左手は下から背中にまわして、両手をつなぐ。

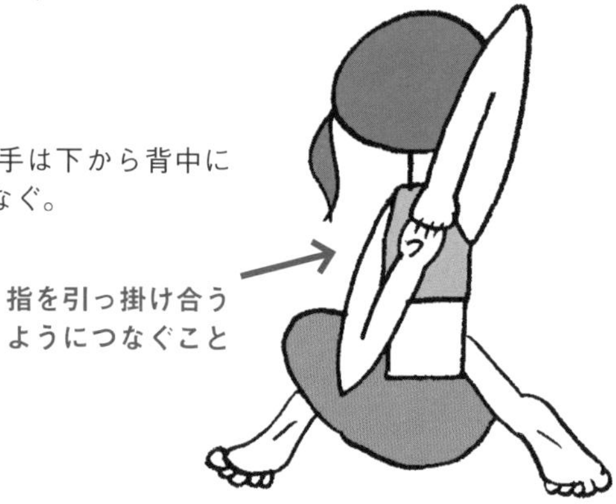

③息を吸いながら、背中を伸ばす。息を吐きながら、上を見て５呼吸キープ。
足を入れ替えて、反対側も同様に行う。さらにやりにくいほうをもう一度行う。

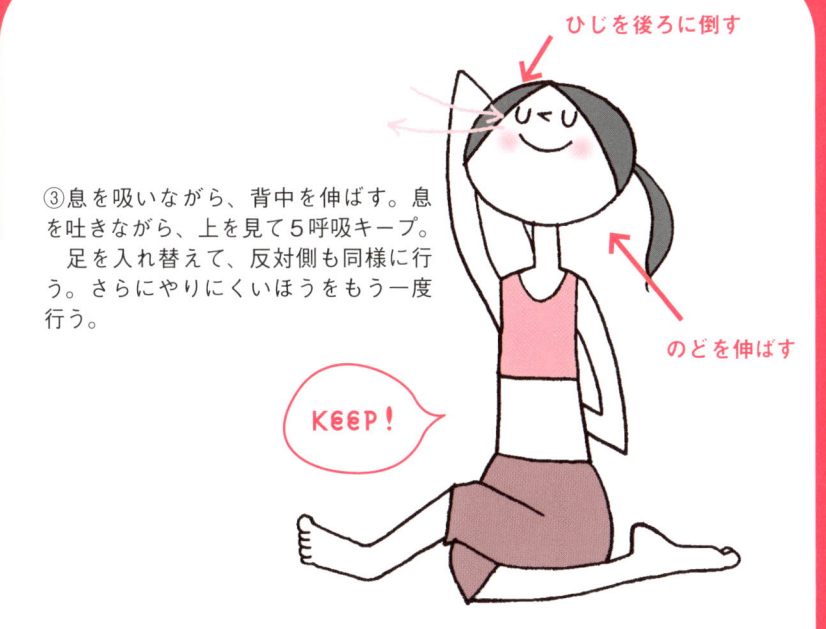

牛面のポーズ達成度 CHECK！

★1	両ひざを体の中心でなんとか重ねられる
★★2	両ひざをそろえながら、下の手が背中の真ん中に届く
★★★3	両ひざをそろえながら、上の手と指先が触れる
★★★★4	両ひざをそろえながら、下の手と上の手の両方がつなげる
★★★★★5	以上をキープしながら、ひじを後ろに、のどを伸ばすことができる

「背中」が硬い！
Bタイプさんのための

背中をやわらかくするポーズ

こんな効果があります！

背中の中心にある背骨とそのまわりの筋肉は、上体の動きを司る重要な箇所です。背中をやわらかくすることで、姿勢がすっと整い、猫背の予防・改善にも効果があります。背中のぜい肉も取れやすく、背中と二の腕の引き締めにも効果的です。

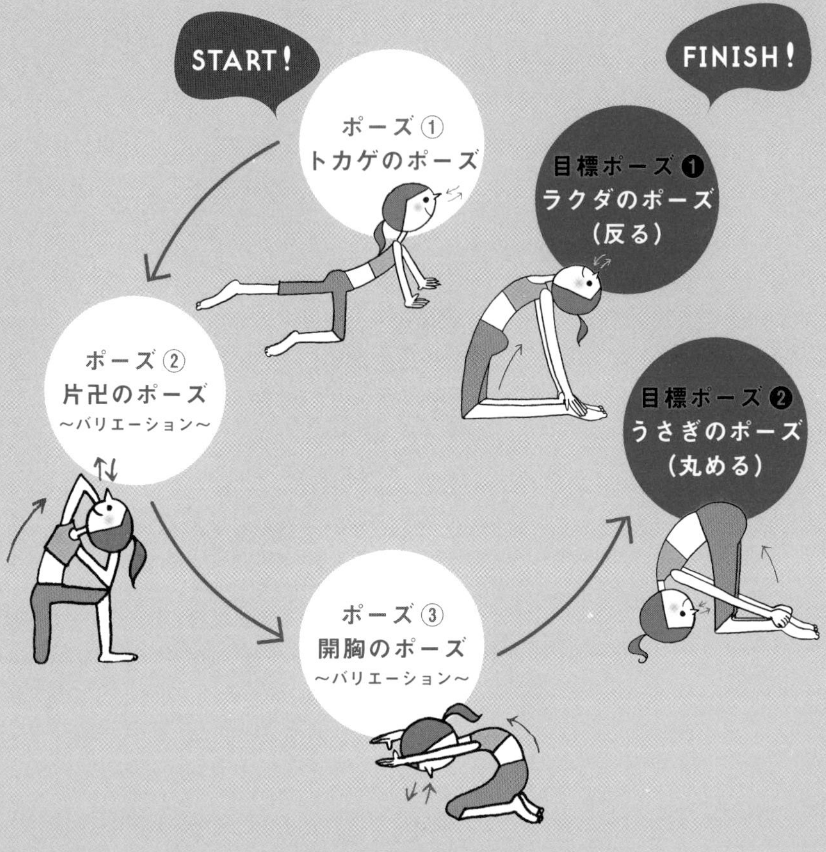
START！
ポーズ①
トカゲのポーズ
ポーズ②
片卍のポーズ
〜バリエーション〜
ポーズ③
開胸のポーズ
〜バリエーション〜
目標ポーズ❶
ラクダのポーズ
（反る）
目標ポーズ❷
うさぎのポーズ
（丸める）
FINISH！

START!

ポーズ① トカゲのポーズ

背中をほぐします

①うつ伏せになり、両足をそろえたら右ひざを90度に曲げて真横に出す。息を吐いて、両手のひらを下にして、胸の横の床に置き、脇・ひじを締める。

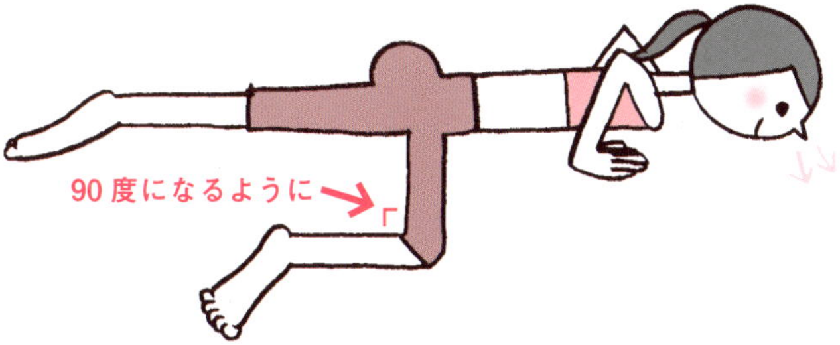

②息を吸いながら、床を押すようにして上体を持ち上げる。息を吐きながらひじを伸ばし、上体を反らせて上を見て5呼吸キープ。息を吸いながら戻し、息を吐いて足をそろえる。
　反対側も同様に行う。さらにやりにくいほうをもう一度行う。

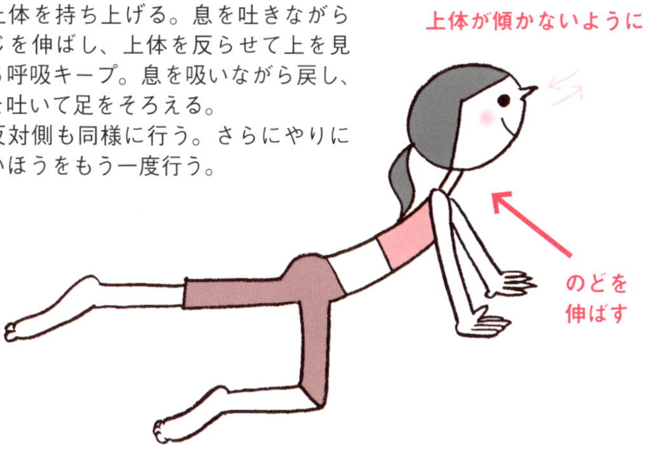

ポーズ② 片《かた》卍《まんじ》のポーズ ～バリエーション～

わき腹をほぐします

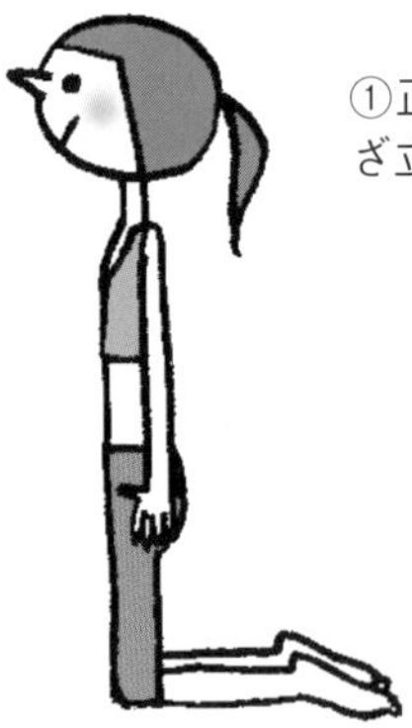

①正座の姿勢から、お尻を上げて両ひざ立ちになる。

②左足を真横に開いて、ひざを90度に立てる。手は組んで手のひらを後頭部に当て、息を吸いながら、背筋を伸ばしてひじを開く。

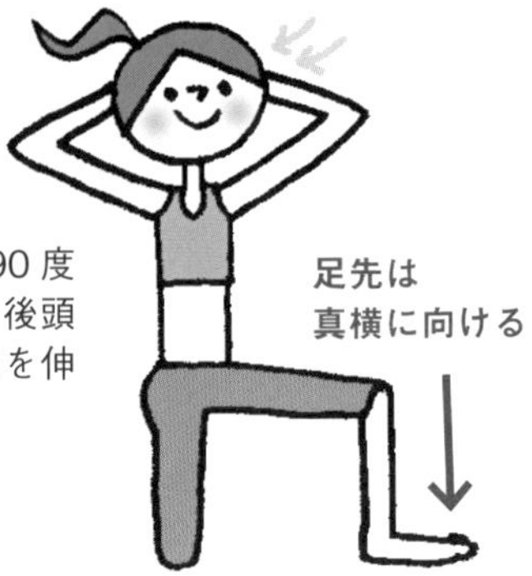
足先は
真横に向ける

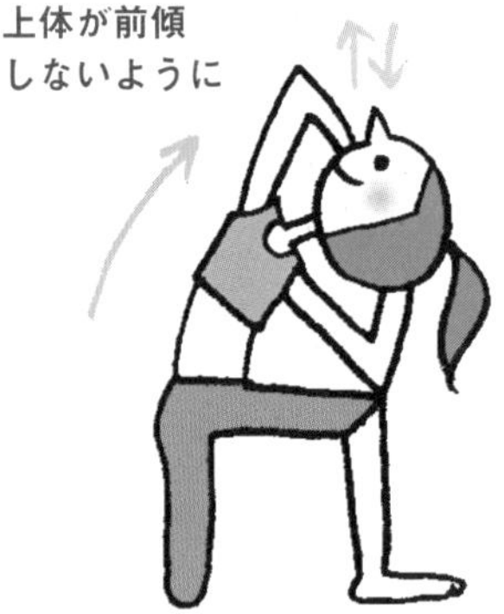
上体が前傾
しないように

③息を吐きながら、上体を左へ倒し、ななめ上を見て5呼吸キープ。息を吸いながら戻し、ひざをそろえて息を吐ききる。

　反対側も同様に行う。さらにやりにくいほうをもう一度行う。

ポーズ③ 開胸のポーズ ～バリエーション～

背中・肩周辺をほぐします

90度
手のひらは下向きに、
二の腕は床と平行に

①正座の姿勢から、息を吸いながら、両ひじを90度に曲げ肩の高さに上げる。背中を立てる。

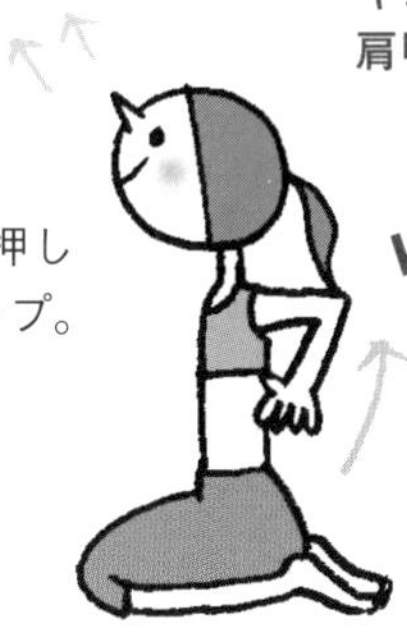
ギュッと
肩甲骨を寄せて

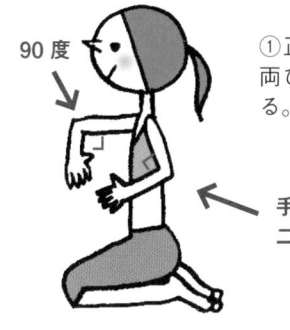

②息を吐きながら、ひじを後ろに押しやり、肩甲骨を寄せて3呼吸キープ。息を吸いながらゆるめる。

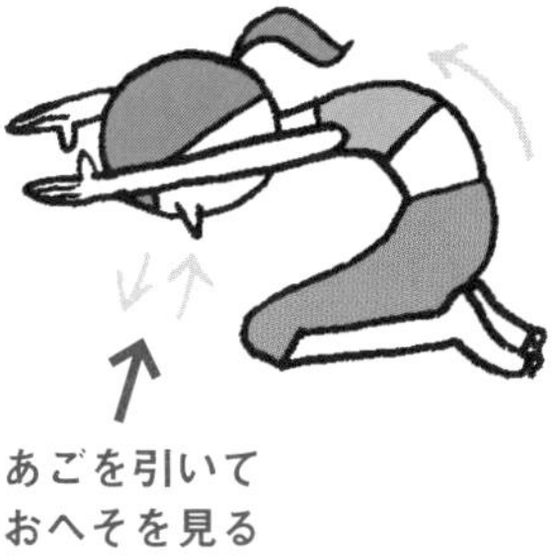

③息を吐きながら、背中を丸めるようにして手のひらを下にしたまま手を前に伸ばし3呼吸キープ。これを3～5回繰り返す。立っても椅子に座っても行える。

FINISH！

目標ポーズ① ラクダのポーズ（反る）

できるようになるためのコツ

はじめはかかとを持ちやすくするため、足をつま先立ちにして少しずつやってみましょう。重心をひざから腕へゆっくりと移しながらチャレンジ！

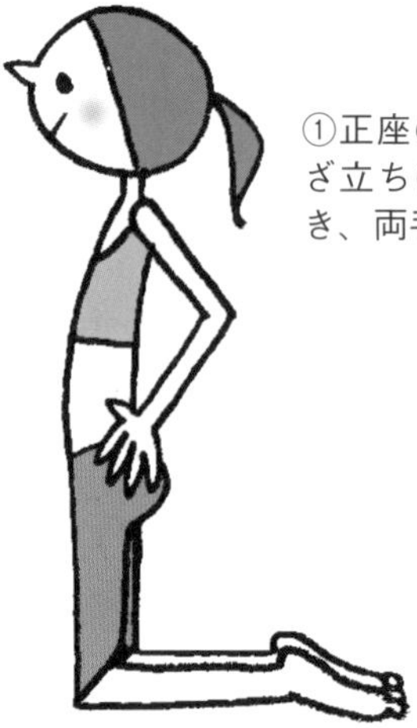

①正座の姿勢から、お尻を上げて両ひざ立ちになる。肩幅くらいにひざを開き、両手を腰に当てる。

②息を吸いながら、おなかを前に出し、背中を反らせ、手の親指を外側にしてかかとを持つ。

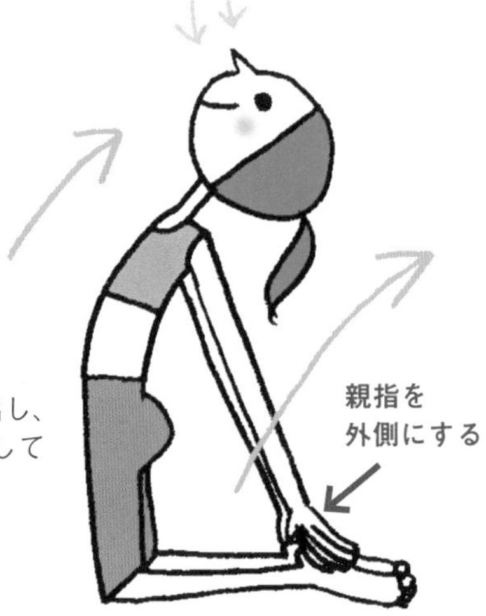

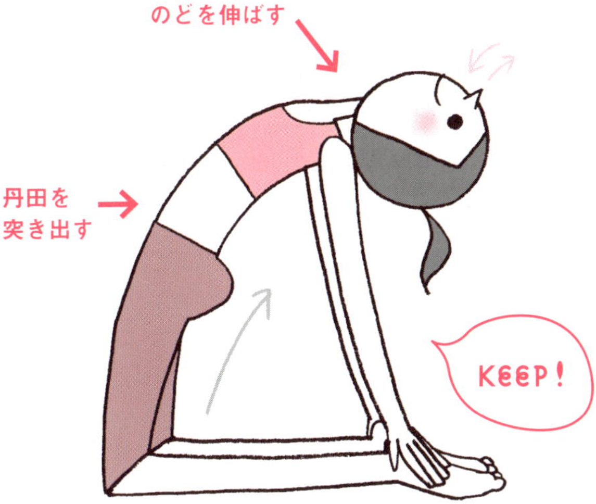

③息を吐きながら、さらに丹田を前に突き出すようにして後方上を見て、のどを伸ばして5呼吸キープ。息を吸いながら戻す。

ラクダのポーズ達成度 CHECK！

★1	①のポーズのまま、真上を見ることができる
★★2	足をつま先立ちにしながら、かかとを触ることができる
★★★3	足をつま先立ちにしながら、かかとを持つことができる
★★★★4	足の甲を床につけて、かかとを持つことができる
★★★★★5	足の甲を床にぴったりつけて、上体を大きく反らせることができる

FINISH!

目標ポーズ❷　うさぎのポーズ（丸める）

できるようになるためのコツ

　ラクダのポーズと対になるポーズです。かかとが持てない場合は、ふくらはぎを触りながら、少しずつお尻を引き上げる感覚でやってみましょう。

①正座の姿勢から、ひざの横の床に手を置いて、息を吸いながら上体を倒し、おでこを床につける。

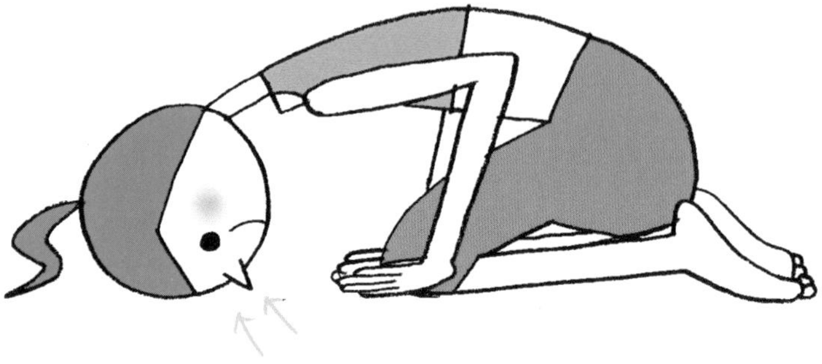

②息を吐きながら、お尻を上げて、頭頂部を床につける。顔をひざに近づけて、両手でかかとを持ち5呼吸キープ。
　息を吸いながら、お尻をかかとに戻し、すぐに頭を上げず、おでこを床につけて、両手は顔の横に置いて脱力する。

かかとは締める
KEEP！
あごを引いて、
頭をまっすぐ転がす

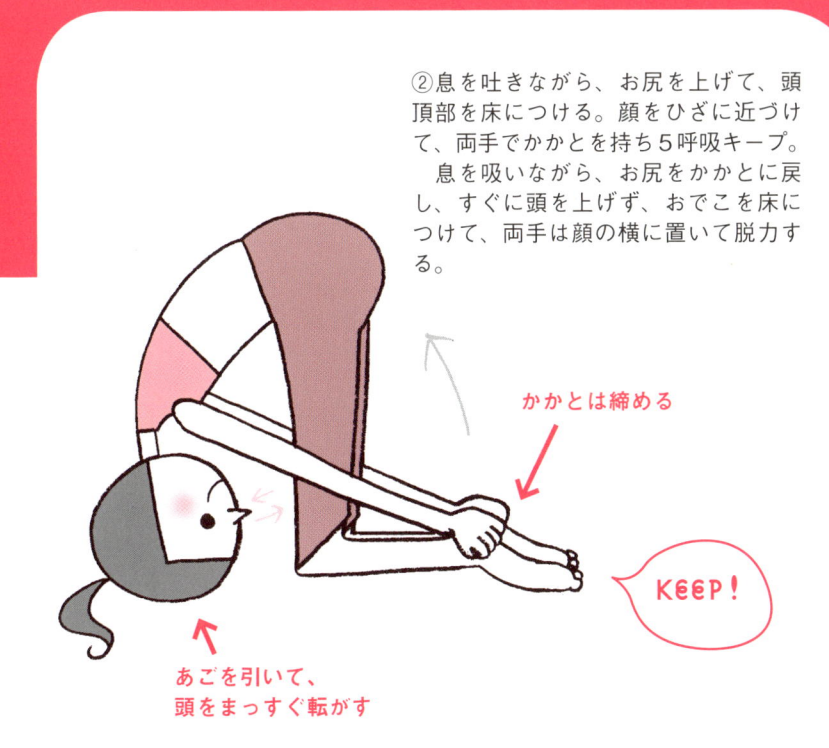

うさぎのポーズ達成度 CHECK！

★1	ふくらはぎを触ることができる
★★2	かかとを触ることができる
★★★3	かかとが持てて、顔とひざが5～10㎝
★★★★4	かかとが持てて、顔とひざが5㎝以内
★★★★★5	かかとをしっかり持ち、顔とひざをぴったりくっつけられる

「腰」が硬い！
Cタイプさん
のための

腰を やわらかくするポーズ

こんな効果があります！

前屈運動が苦手……そんな人は、腰から骨盤まわりにかけての筋肉が硬くなっています。腰をやわらかくするポーズは、肋骨の下の内臓全体に血液を集める効果があり、内臓の働きを活発にします。また、血行をよくし、からだのだるさや疲れを取り除く効果もあります。

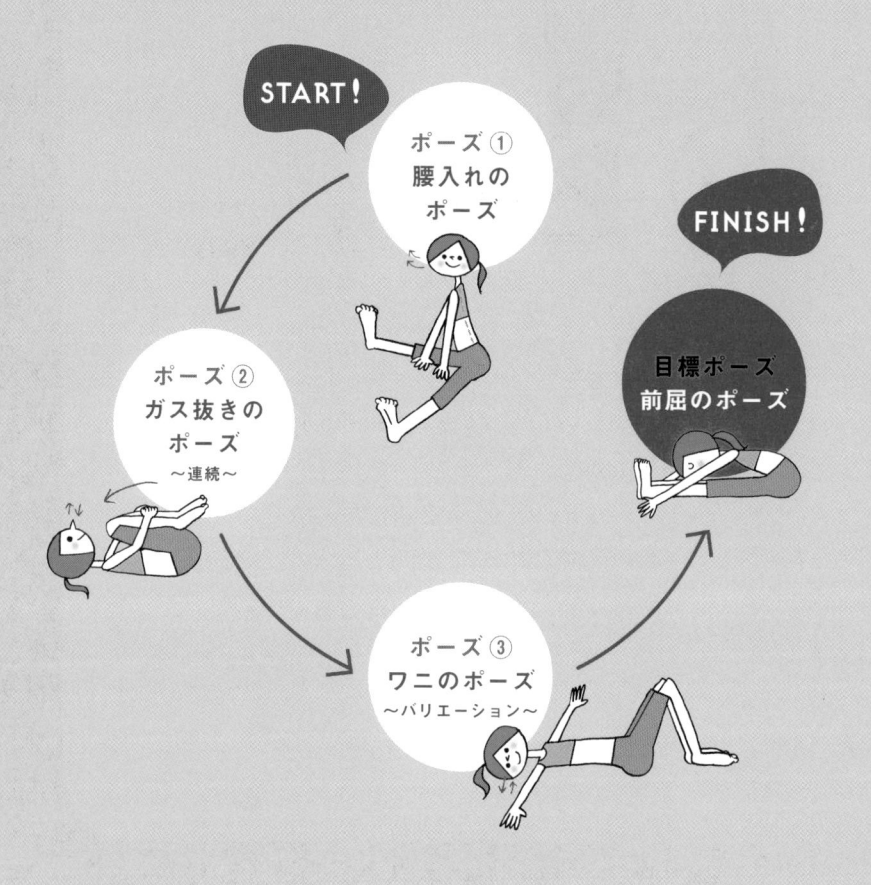

START！
ポーズ①
腰入れのポーズ
ポーズ②
ガス抜きのポーズ
～連続～
ポーズ③
ワニのポーズ
～バリエーション～
FINISH！
目標ポーズ
前屈のポーズ

START!

ポーズ① 腰入れのポーズ

骨盤周辺の筋肉をほぐします

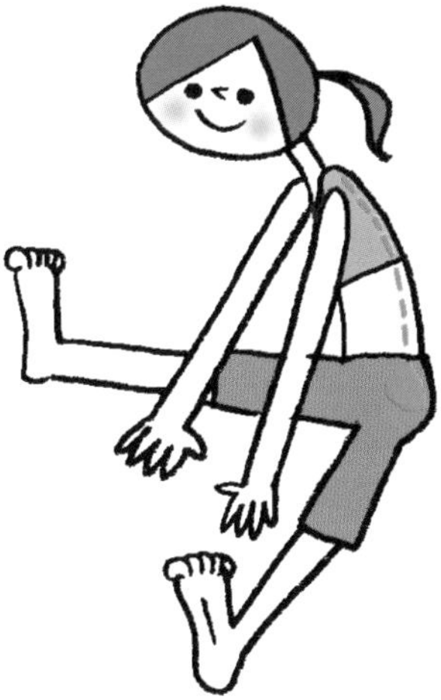

①足を左右に開いて座る。両手を前方の床に置き、かかとを立てる。

②息を吐きながら、骨盤を立てるイメージで小刻みに腰を前に突き出す。30～50回繰り返す。

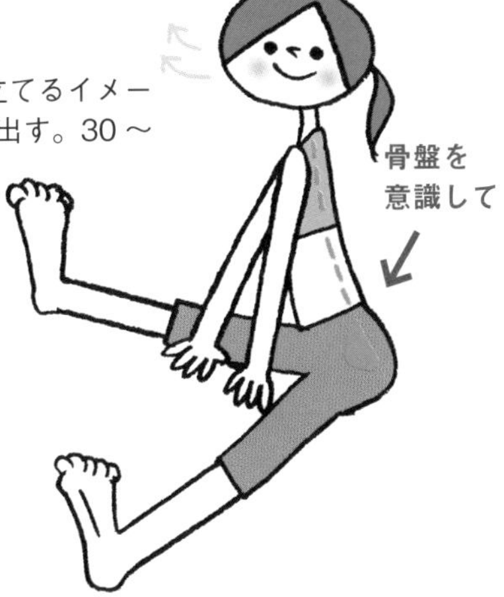

ポーズ②　ガス抜きのポーズ　～連続～

腰をゆるめ、骨盤を整えます

①仰向けの姿勢から、息を吸いながら右足を抱え、息を吐きながら右足を引き寄せ、太ももをおなかに押しつけて５呼吸キープ。息を吸いながら戻す。
　反対側も同様に行う。左右の足が終わったら、やりにくいほうの足をもう一度引き寄せて５呼吸キープ。

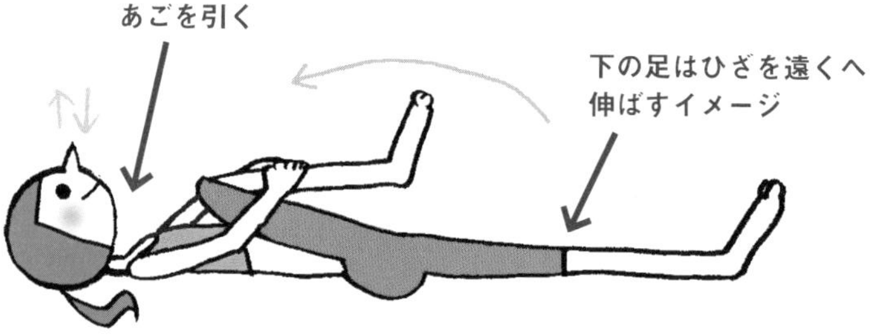

②その後、両足を抱え込み、息を吐きながら、太ももをおなかに押しつけるように引き寄せて５呼吸キープ。息を吸いながら戻し、息を吐いて脱力する。

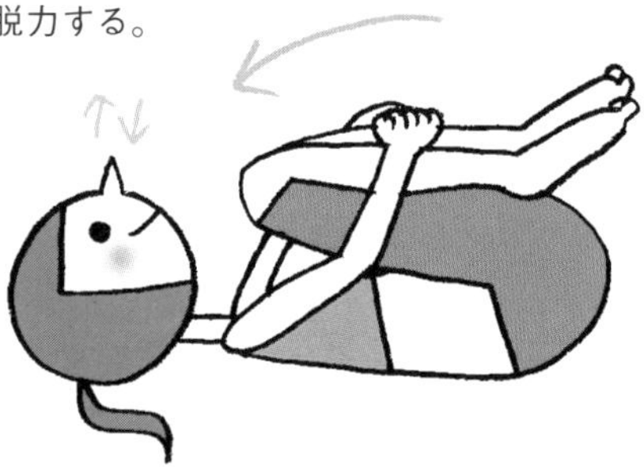

ポーズ③ ワニのポーズ ～バリエーション～

わき腹をほぐします

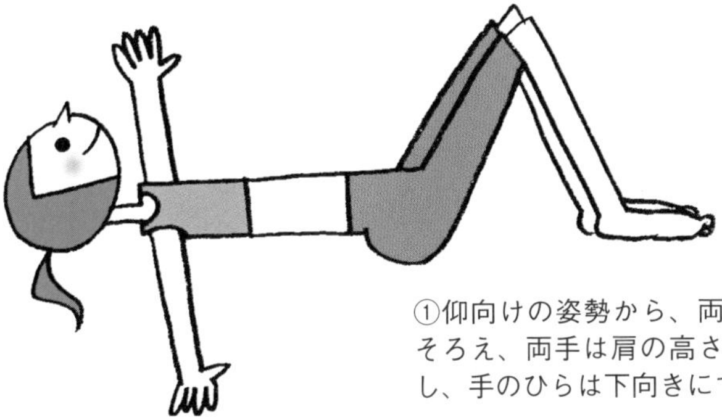

①仰向けの姿勢から、両ひざを立ててそろえ、両手は肩の高さで真横に伸ばし、手のひらは下向きにする。

②息を吸いながら指先を伸ばし、息を吐きながら両ひざを締めたまま左へ倒し、右を見て５呼吸キープ。右肩を床につけたまま呼吸する。息を吸いながら戻し、息を吐いて脱力する。

　反対側も同様に行い、やりにくいほうをもう一度行う。

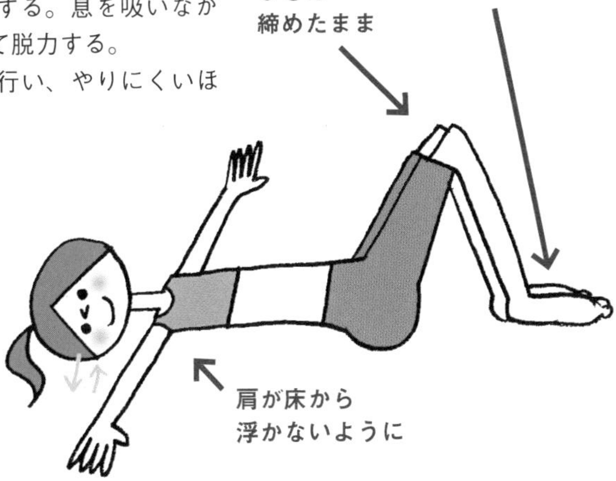

FINISH！

目標ポーズ　前屈のポーズ

できるようになるためのコツ

最初のうちは、ひざを立てて行ってみましょう！ これは積み重ねです。腰や背中がゆるんでくると、徐々に上体も前に倒れてきますよ！

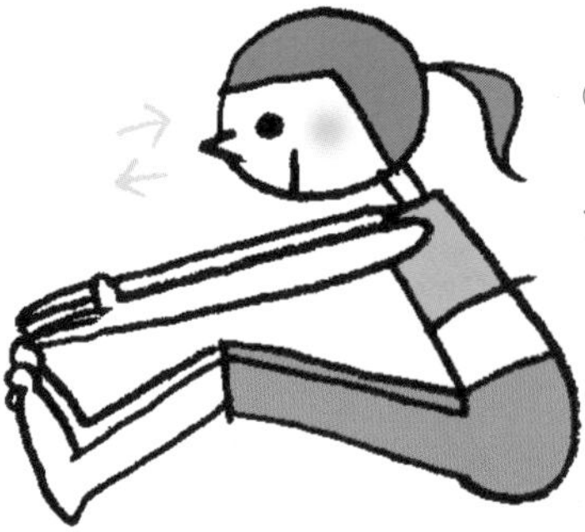

①両足を前に出してそろえて座る。太ももの上に上体を乗せるようにして、足先を触り、背骨を伸ばすようにして10呼吸キープ。

②少しずつひざを伸ばしていきます。ひざが伸びるようになったら、かかとを立てて、上体を前にゆっくり倒していきます。

ゆっくり少しずつ
チャレンジ！

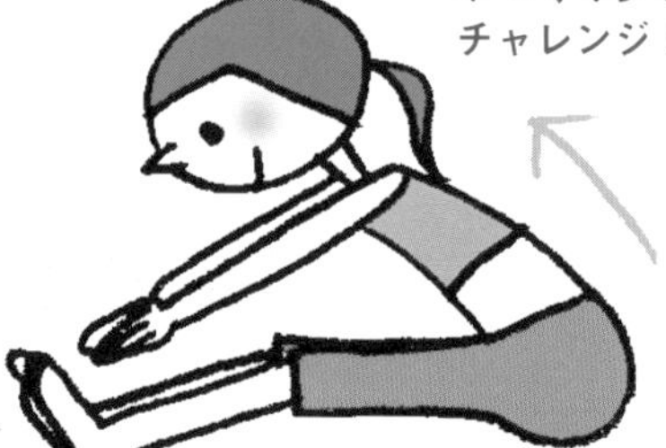

③息を吐きながら手を前にすべらせ、背骨を前方へ伸ばすようにして、ひざの内側を締めて10呼吸キープ。

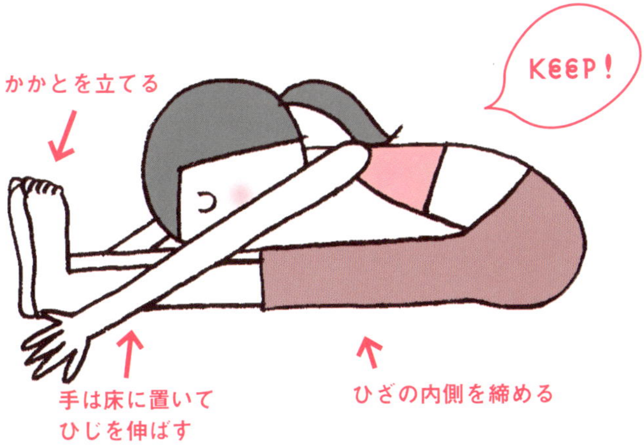

前屈のポーズ達成度 CHECK！

★1　ひざを立てたまま、なんとか足首をつかめる
★★2　ひざを伸ばして、両手がひざより前にいく
★★★3　ひざを伸ばして、両手が足首のあたりにいく
★★★★4　ひざを伸ばして、両手の指がかかとより先に出る
★★★★★5　ひざをしっかり伸ばして、太ももとおなかをつけられる

「股関節」が硬い！
Dタイプさん
のための

股関節を やわらかくするポーズ

こんな効果があります！

　からだの硬い人にとって永遠の憧れでもある開脚前屈。このポーズができない理由は、股関節や太ももの内側の筋肉が硬くなっているからです。足を左右に開くことで、股関節がゆるみ、股関節の開閉力を調整してゆがみを整えます。便秘や婦人科系・泌尿器系の疾患に効果があります。

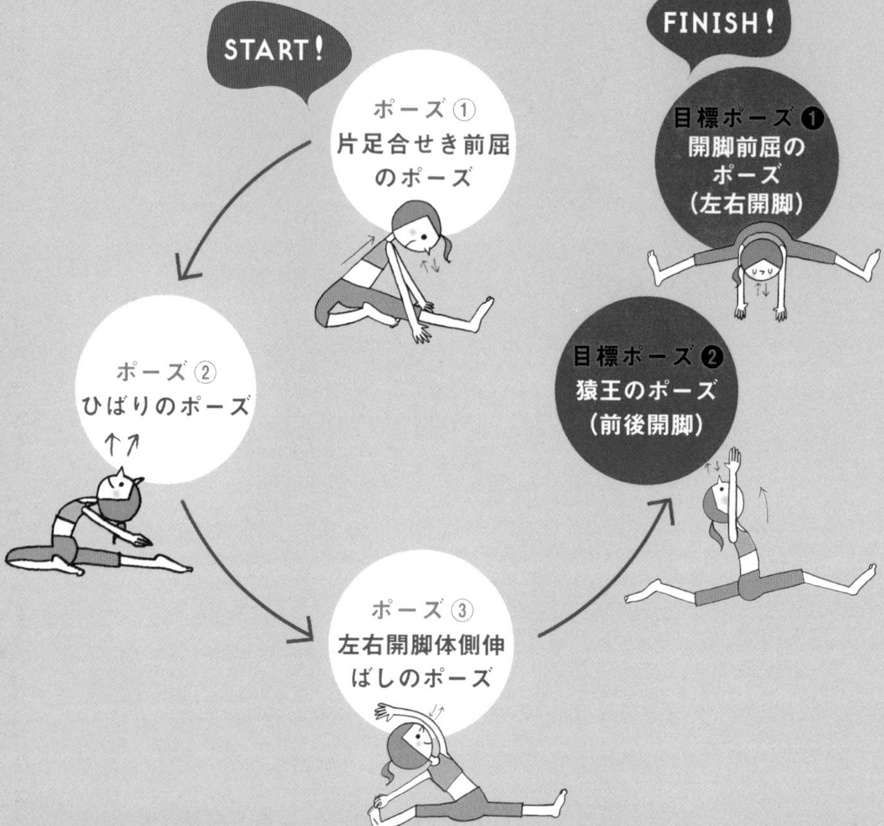

START!

ポーズ①　片足合《がっ》せき前屈のポーズ

股関節周辺の筋肉をほぐします

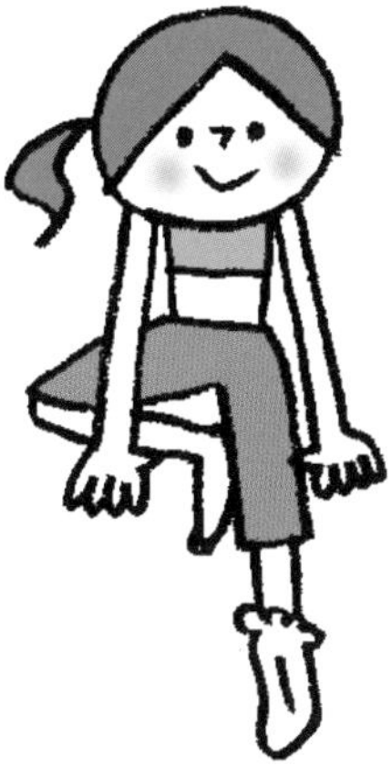

①足を伸ばしてそろえて座り、右足を内側に曲げ、からだのほうに引き寄せる。左足の両側の床に手を置く。

②息を吸いながら、腰・背中・のどを伸ばし、息を吐きながら、両手を前にすべらせる。上体を前に倒し、そのまま5呼吸キープ。

　息を吸いながら上体を戻し、足をそろえたら反対側の足も同様に行う。やりにくいほうをさらにもう一度行う。

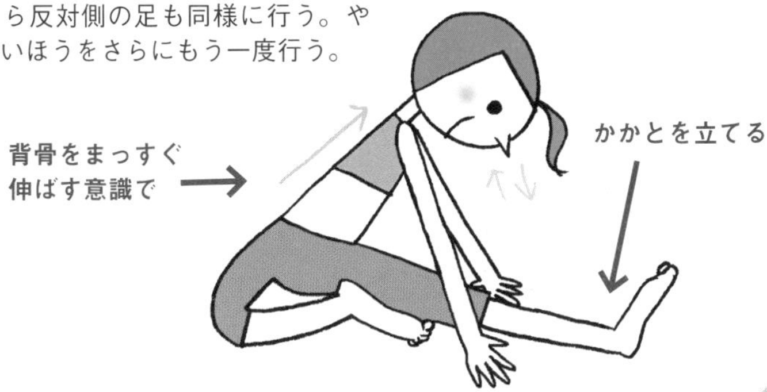

ポーズ② ひばりのポーズ

股関節を前後にほぐします

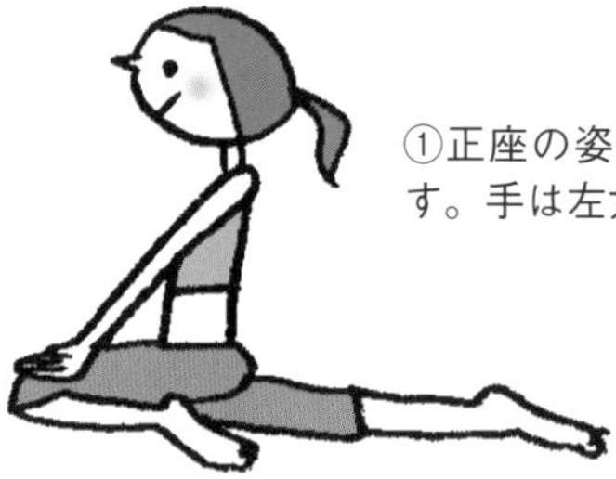

①正座の姿勢から右足を真後ろに伸ばす。手は左太ももに置く。

②息を吸いながら背中を立て、両手は肩の高さで前に上げる。

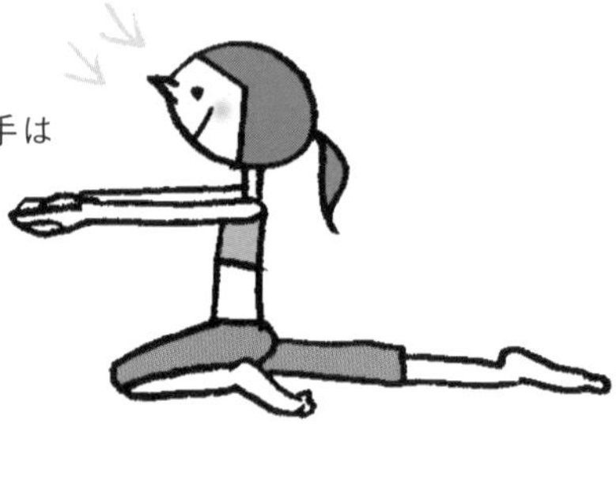

上体が
傾かないように

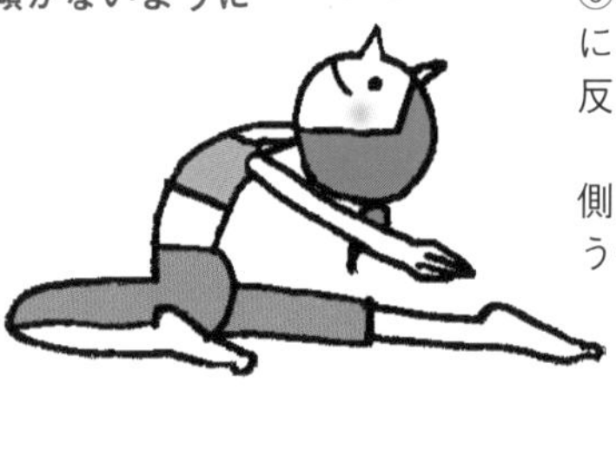

③息を吐きながら、手のひらは下向きに、両手を左右に広げながら、上体を反らせて上を見て５呼吸キープ。

　息を吸いながら、正座に戻し、反対側も同様に行う。やりにくいほうをもう一度行う。

ポーズ③　左右開脚体側伸ばしのポーズ

股関節を左右にほぐします

①左右に足を大きく開いて座る。右手の指３本（親指・人差し指・中指）で右足の親指を包むように持つ。

指をつかめない場合は、足首やふくらはぎを持つ

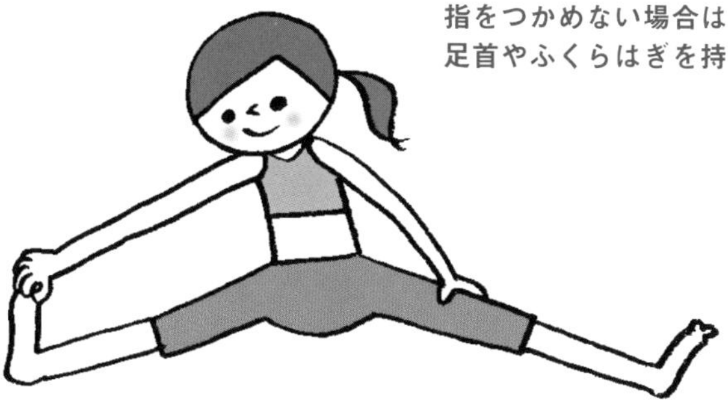

上体が前傾しないように

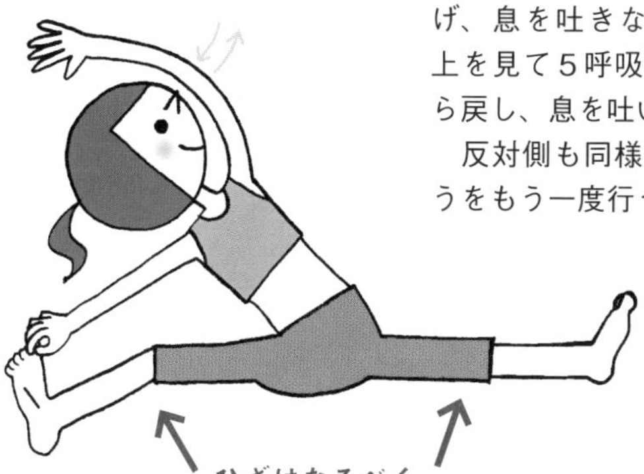

ひざはなるべく伸ばして行う

②息を吸いながら左手を耳の横まで上げ、息を吐きながら上体を右に倒し、上を見て５呼吸キープ。息を吸いながら戻し、息を吐いて脱力。

　反対側も同様に行う。やりにくいほうをもう一度行う。

FINISH！

目標ポーズ① 開脚前屈のポーズ（左右開脚）

できるようになるためのコツ

最初のうちは、足は開けるだけ開いて行います。ひざを少し立ててから始めてもＯＫです。気持ちよく呼吸をすることを忘れないように。

①両足を前に出して座る。そのまま少しずつ開脚し、手のひらを前の床に置く。

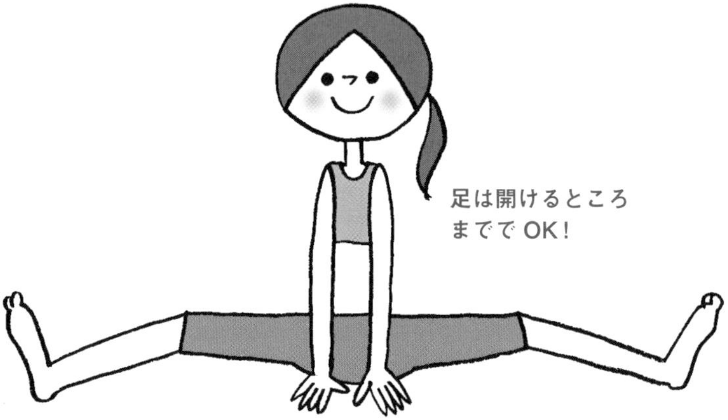

②息を吸いながら、腰・背中を伸ばし、かかとを立てる。息を吐きながら、両手を前にすべらせながら前屈。上体を伸ばせるところまで伸ばして10呼吸キープ。

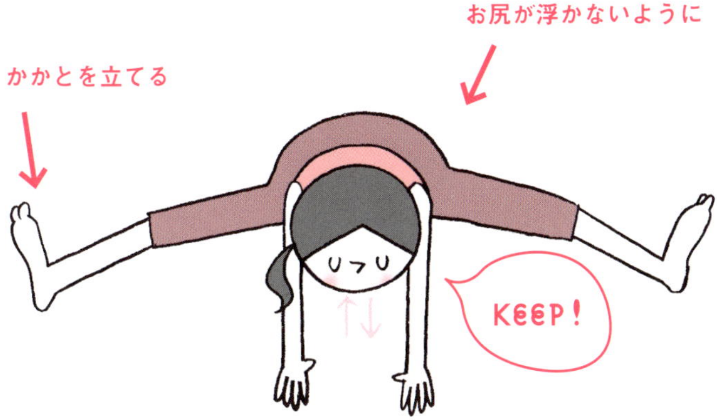

開脚前屈のポーズ達成度 CHECK！

★1　足がほぼ90度に開く
★★2　足を90度に開き、ひざより前に手がいく
★★★3　足を90度以上開き、足首を手でつかむことができる
★★★★4　足を90度以上開き、腕を前に伸ばして床につけられる
★★★★★5　足を90度以上開き、おなか・胸・あごが床につく

FINISH！

目標ポーズ②　猿王のポーズ（前後開脚）

できるようになるためのコツ

最初のうちはひざを軽く曲げ、大きめのタオルを骨盤の下に丸めて置きます。力ずくで無理に伸ばそうとせず、ゆっくりと腰を沈めていければＯＫ！

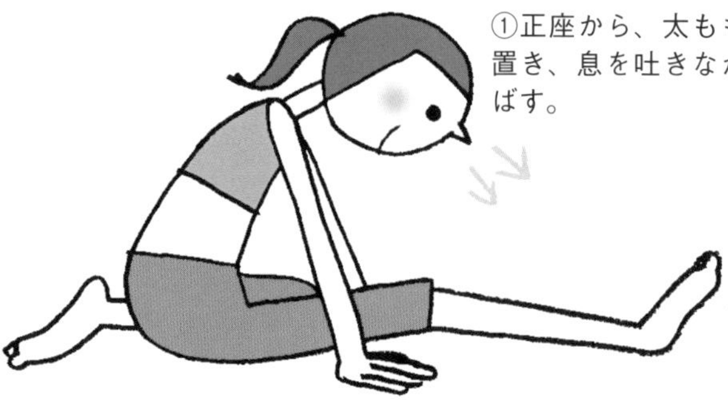

①正座から、太ももの横の床に両手を置き、息を吐きながら、右足を前に伸ばす。

②ゆっくりと呼吸をしながら、左足を後ろへ伸ばす。

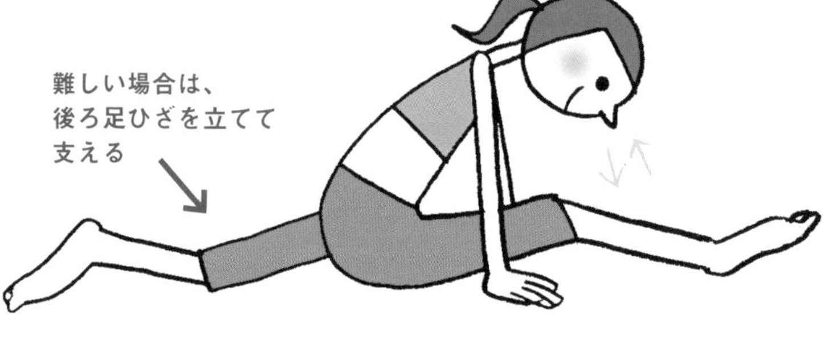

③胸の前で合掌したら、息を吸いながら、合掌したまま両腕を上げ、息を吐きながら上を見て５呼吸キープ。息を吸いながら戻し、息を吐いて脱力する。

足を入れ替えて反対側も同様に行い、やりにくいほうをもう一度行う。

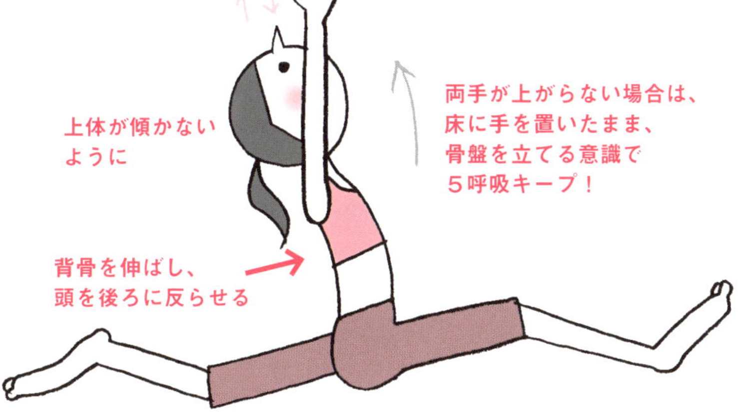

KEEP！
手をできるだけ

猿王のポーズ達成度 CHECK！

★1	お尻は浮いているが、ひざを曲げたまま手を床につけられる
★★2	お尻は浮いているが、ひざを伸ばすことができる
★★★3	手を床につけながら、お尻を床につけられる
★★★★4	手を床につけずに、お尻を床につけ両手を上げられる
★★★★★5	お尻を床につけて、背中を立てて上を見ることができる

「足首」が硬い！
e タイプさん
のための

足首を やわらかくするポーズ

こんな効果があります！

からだの末端が硬くなるのは老化現象の表れです。特に足首は大事なところ。足首が硬いと体重の分散がうまくできず、骨盤が開き気味になり、小指側に体重がかかったり、転びやすくなったりします。やわらかくすることで、からだ全体のゆがみが矯正され、バランスのよい姿勢が生まれます。

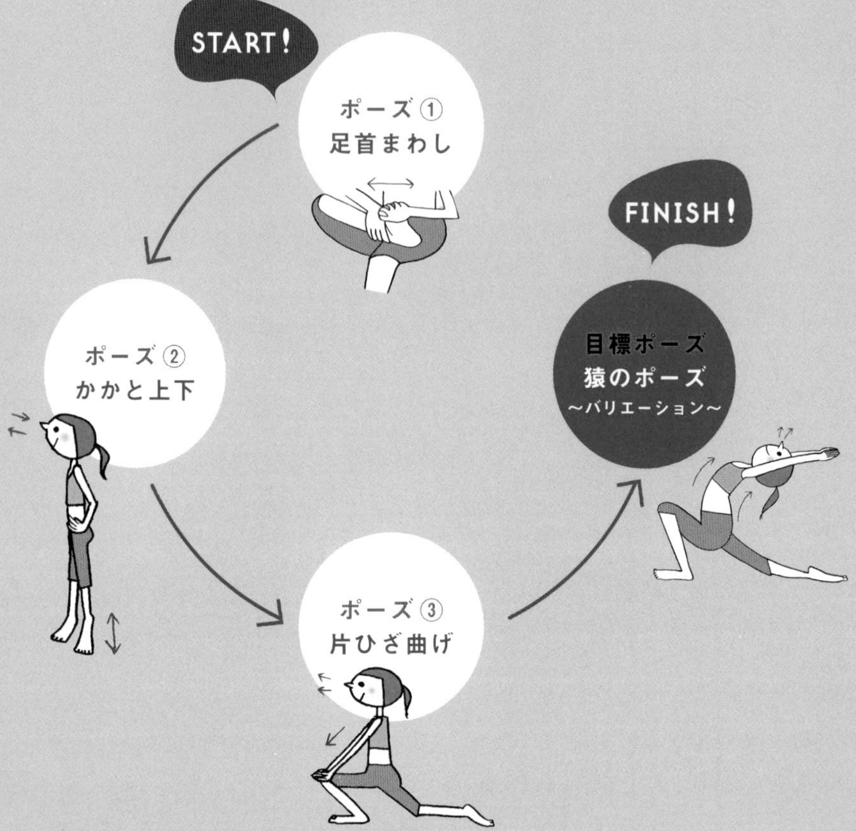

START！

ポーズ① 足首まわし

足首をほぐします

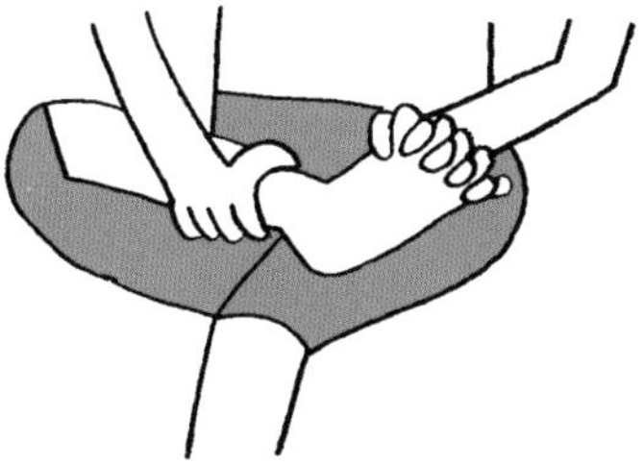

①足を前に伸ばしてそろえて座り、右足を左足の太ももに乗せる。左手の指を右足の指の間に１本ずつ、できるだけ深く差し入れ、握る。

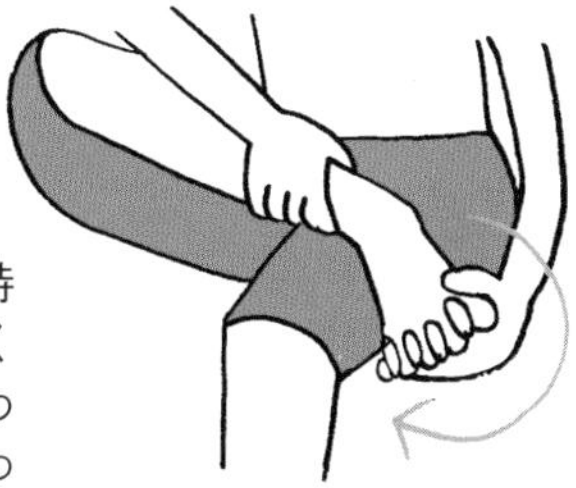

②右手で右足首をしっかり持ち、息を吐きながら、ゆっくり円を描くように足首をまわす。50回まわしたら逆まわし50回。

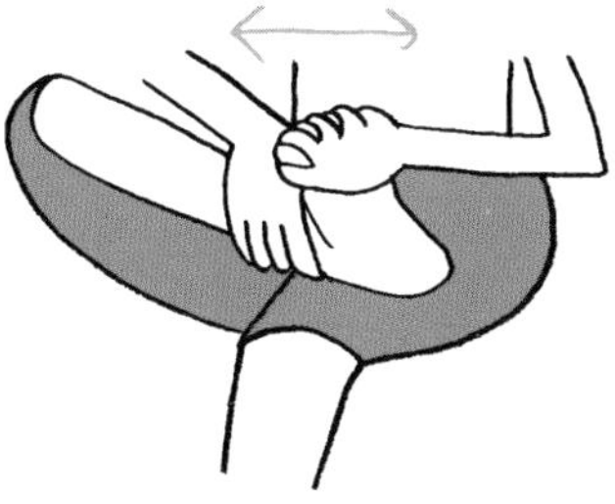

③まわし終わったら、息を吐きながら、かかとを突き出す。息を吸いながら戻し、吐きながら足の甲を伸ばす。これを５～10回繰り返す。反対の足も同様に行う。

ポーズ②　かかと上下

足先・土踏まず・アキレス腱をほぐします

①まっすぐに立って、足を少し開き、足先を前に向ける。手は腰に。

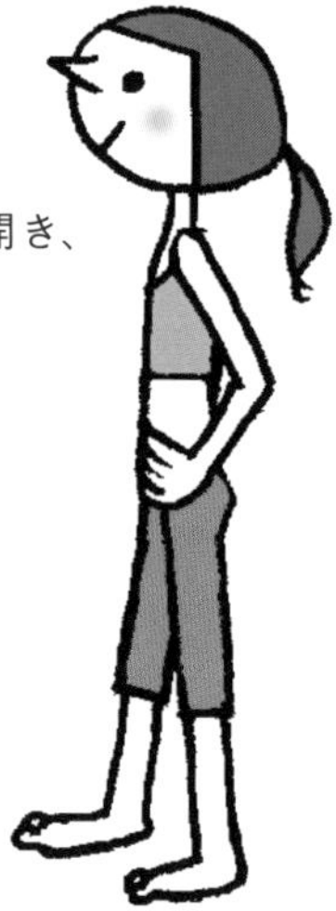

背中が丸くならないように

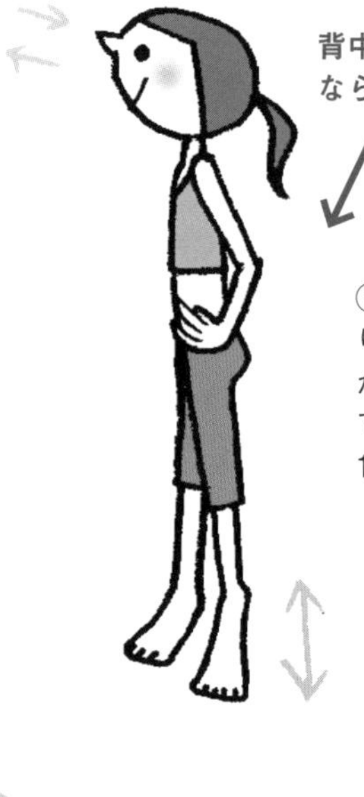

②息を吸いながら、かかとを思いっきり上げて足先立ちになり、息を吐きながら、ゆっくりかかとを下ろす。「上げて下ろして」が１セット。これを５〜10セット繰り返す。

ポーズ③　片ひざ曲げ

足首・かかと・ふくらはぎをほぐします

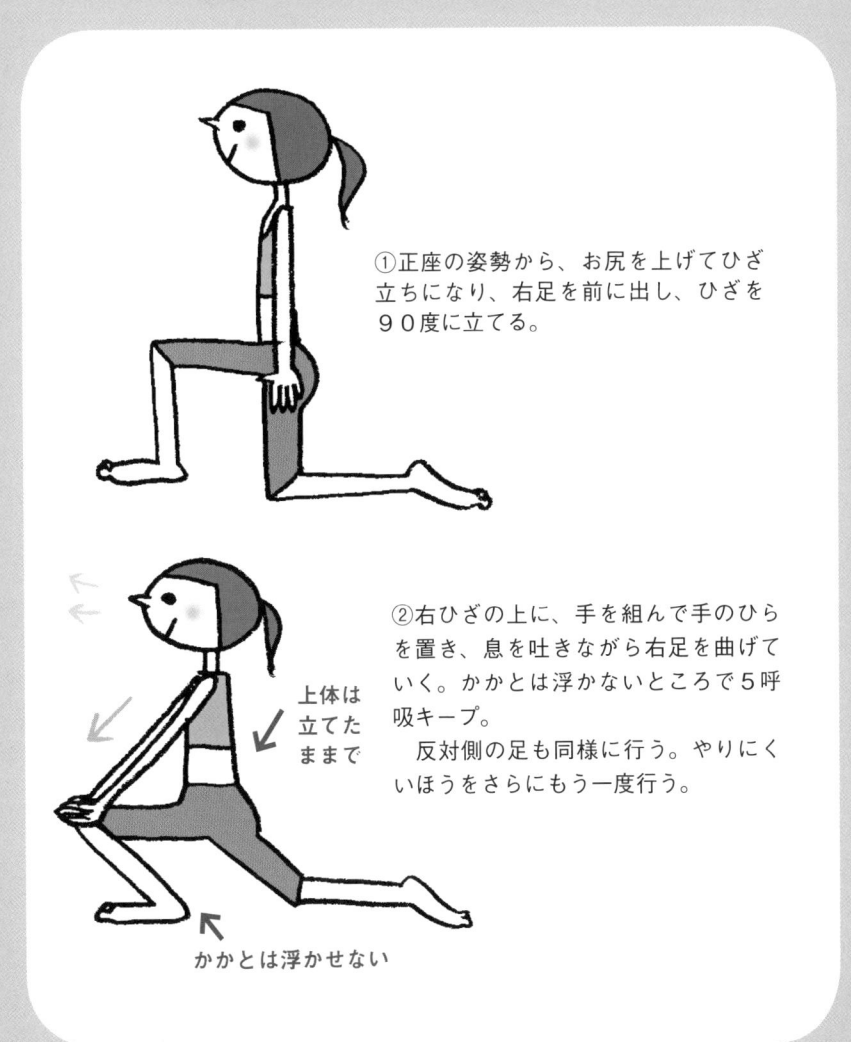

①正座の姿勢から、お尻を上げてひざ立ちになり、右足を前に出し、ひざを９０度に立てる。

②右ひざの上に、手を組んで手のひらを置き、息を吐きながら右足を曲げていく。かかとは浮かないところで５呼吸キープ。

反対側の足も同様に行う。やりにくいほうをさらにもう一度行う。

FINISH！

目標ポーズ　猿のポーズ　～バリエーション～

できるようになるためのコツ

かかとを床にぴったりとつけるのが痛い場合は、かかとの下に丸めたタオルを置いてトライしましょう！　バランスも大事なポーズです。

①正座の姿勢から、お尻を上げて両ひざ立ちになる。左足を前に出し、ひざを 90 度に立てる。胸の前で合掌する。

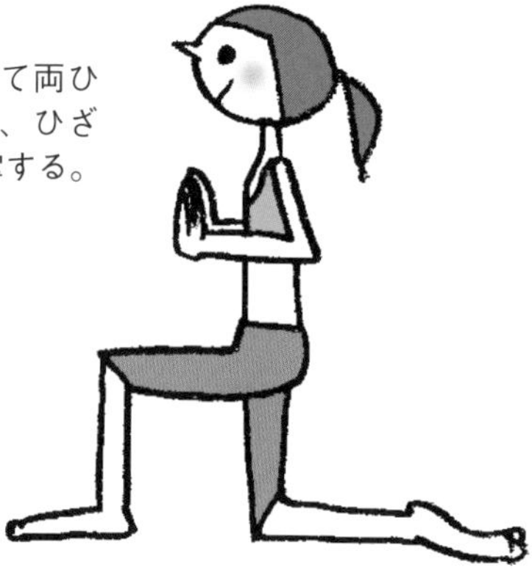

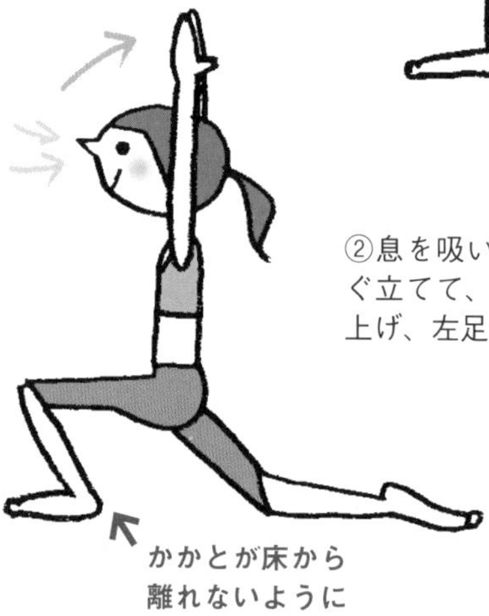

②息を吸いながら、腰・背中をまっすぐ立てて、手を上に上げて背骨を引き上げ、左足のひざを曲げる。

③息を吐きながら、左ひざを深く曲げる。上体を大きく後ろに反らせて、上を見ながら５呼吸キープ。息を吸いながらゆっくり戻し、息を吐いてひざをそろえる。

反対側の足も同様に行う。さらにやりにくいほうをもう一度行う。

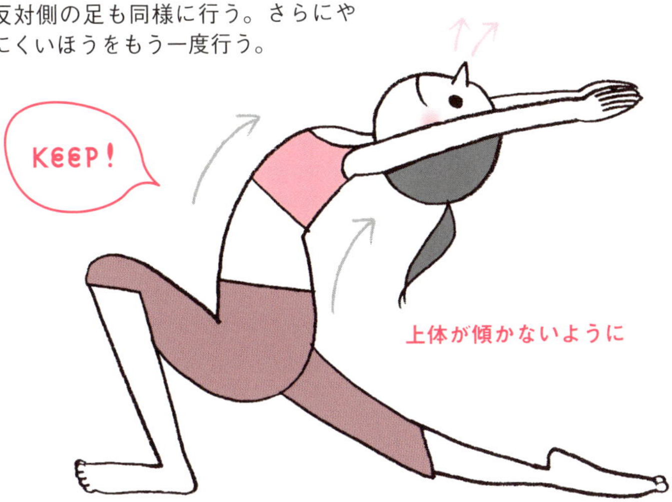

猿のポーズ達成度 CHECK！

★1　立てたほうのひざが 90 度以上曲がる

★★2　ひざを踏み込みかかとが床につくが、背中は立てられない

★★★3　かかとが床について、背中を立てられる

★★★★4　かかとが床について、背中を立てながら姿勢をキープできる

★★★★★5　後ろに伸ばした足のひざ下が、床にしっかりつく

もっと
TRY してみよう！

さらにやわらかくしたい人のために

「肩が硬い」「股関節が硬い」……人によってからだの硬い箇所はさまざまですが、どこか１箇所だけが硬いというのは稀なことだと思います。
　からだはすべてが一つにつながっています。気になる箇所をさらにやわらかくするためには、周辺タイプのポーズもぜひやってみてください。

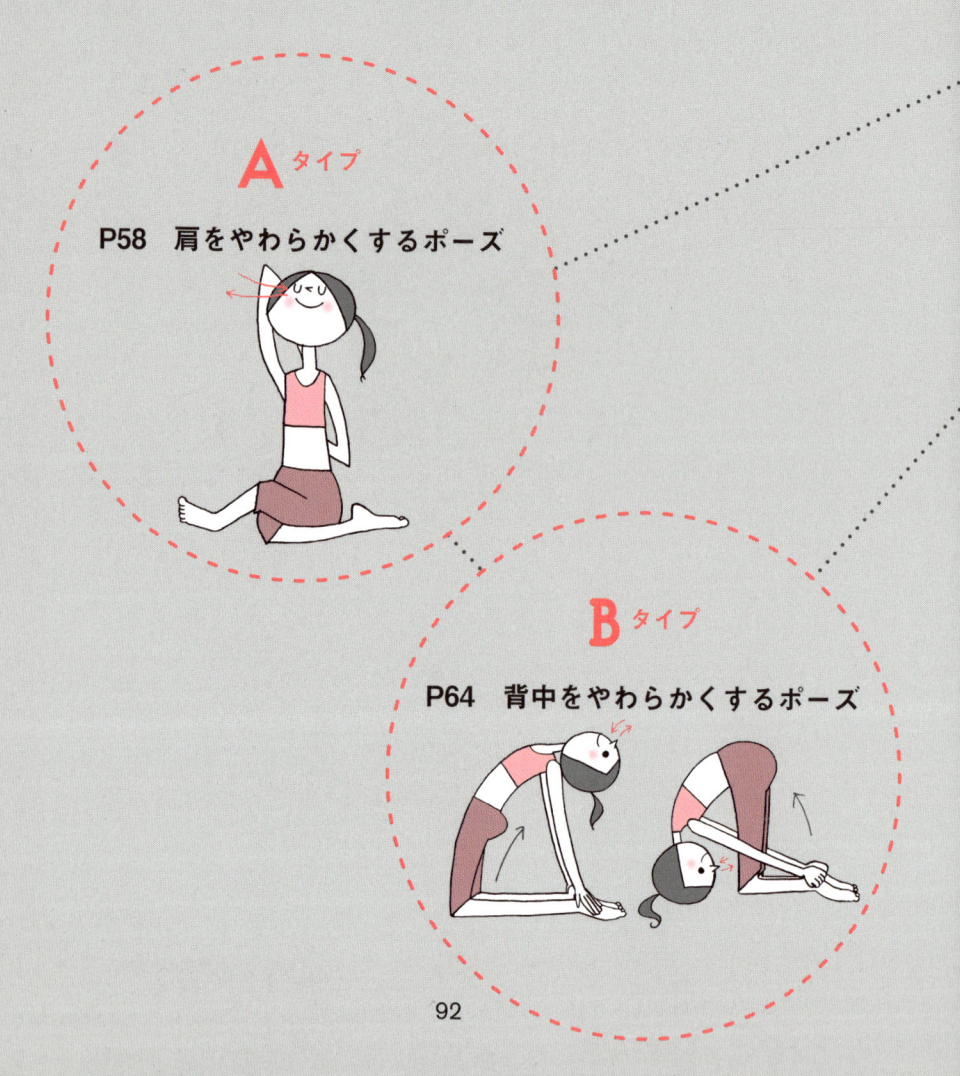

A タイプ

P58　肩をやわらかくするポーズ

B タイプ

P64　背中をやわらかくするポーズ

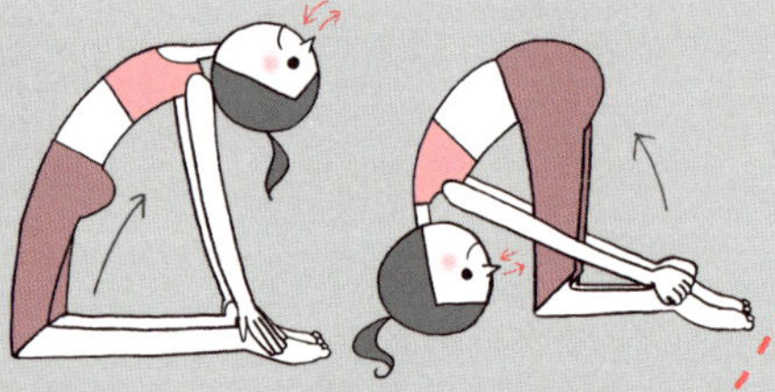

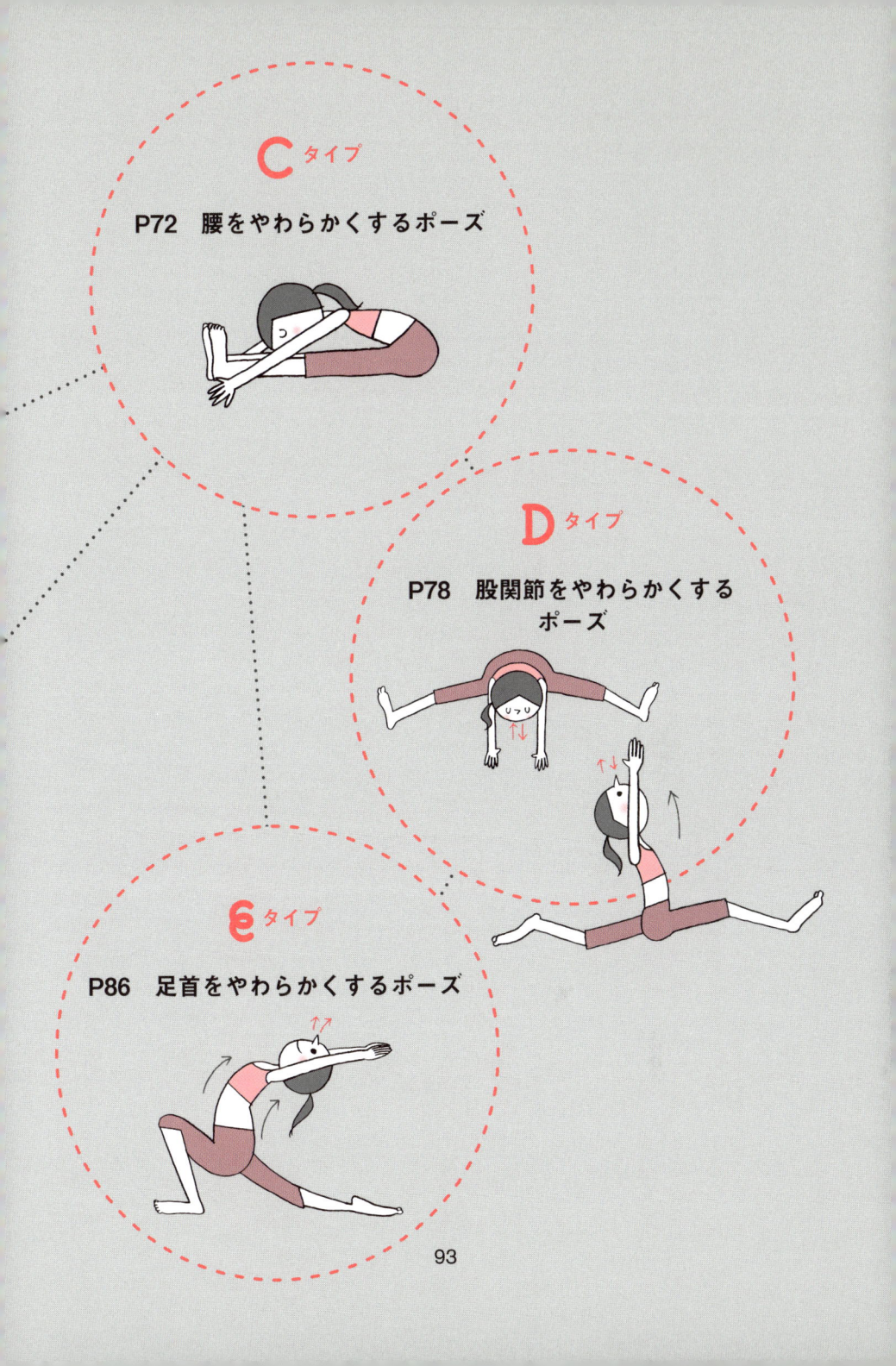

C タイプ

P72　腰をやわらかくするポーズ

D タイプ

P78　股関節をやわらかくする ポーズ

E タイプ

P86　足首をやわらかくするポーズ

やわらかヨガ

Part 4

瞑《めい》想《そう》で心もやわらかくする

瞑想で心とからだの緊張をときほぐそう

瞑想ってわかるようでわからない、不思議なものかもしれません。

瞑想になじみのない人は、時間の無駄のように感じるかもしれませんね。

そういう意味では、瞑想はただ座っているだけの現象なので、どんな効果があるのかわからない、と思うのもわからないわけではありません。

じっと座っている瞑想は、ましてやからだの硬い人は、足首や腰などの関節が痛くなったりしてからだがもぞもぞ、そわそわして集中力に欠けてしまいます。

ただ、足を組んで行うだけが瞑想ではありません。椅子に腰かけてもできるし、立って行うことだってできるのです。

瞑想は、頭のなかが波ひとつない穏やかな水面のように、あるいは雲ひとつない澄みきった空のように、まるで時間が止まったかのような静けさで満たされる、そんな状態を目指すものです。

頭のなかが空っぽになり、考えることから脳が解放されると、脳の緊張がほぐれます。

そうすると筋肉の緊張もほぐれてくるのです。

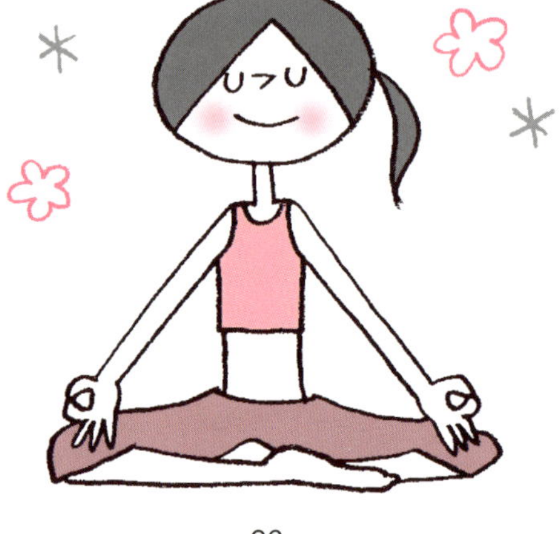

心とからだで感じると、新しい自分に出会える

「心とからだはひとつのもの」

ヨガでは、人間の心とからだはひとつのもので調和した存在であると訓えています。

そもそも、ヨガという言葉は、「結ぶ」「結びつける」「～をつなぐ」「注意を導き、集中する」 というような、サンスクリット語の「yuj（ユジュ）」に由来しています。
結ぶこと、つまり**「調和させること」**です。

心身を調和させる、自分とまわりの環境と調和する、自然と調和する。
そんな調和されたなかで私たちは生かされています。
その生命を大事にして生きていくことは、とても大切なことです。

ストレスの多い情報化時代……。
私たちの頭は、ストレスに対応しようと絶えず働いています。脳は働きすぎて疲れ、本来の機能が弱った状態に置かれています。

瞑想は考えるのをやめて、頭を空っぽにして、心で感じていく、そして心も空っぽになり無心になっていく、そういう状態になるトレーニングともいえます。

私たちは、何かものごとを考えるとき、いつも似たような考え方や見方をしてしまうものです。

もっとほかにも見方や考え方があるのはわかってはいても、どうしても自分の思考パターンは同じになってしまいませんか？

それは行動パターンについても同じことがいえると思います。

いままでのやり方を変えるのが面倒だったり、勇気がなかったりするのです。

結局は同じところに落ち着いてしまう。

その思考パターンを変えるお手伝いをするのが瞑想です。

それは、

「自由に動くことをやめ、考えごとをするのをやめる時間」です。

瞑想をすると、頭のなかがスッキリしてリラックス状態に入ります。リラックス状態に入ると、自由で解放されたような、安らいだ気持ちになります。

そうすると、いままでの思考パターンから解きはなたれ、何ものにもとらわれない、新しいものの見方や発想、気づきが得られ、本来の自分自身はもとより、いままで眠っていた自分自身を発見することができるのです。

いま、ここにいる自分を見つめてみよう

「ではからだをやわらかくすることと瞑想って、関係があるの？」

と思う人はいると思います。

おおいに関係があります。

こころの緊張を取ることが筋肉の緊張をほぐすことはお話ししました。

また、頭をスッキリさせることで、ストレスから解放されます。ストレスもからだを硬くする要因です。

そして、もう一つ。

思考パターンを変えることが、からだをやわらかくする方法につながるのです。

思考パターンが変わる、ということはからだの使い方、目的意識の持ち方が変わることでもあります。

「ヨガのポーズで、憧れのポーズをなんとしてでも完成させたい！」

その思いが強く、完成ポーズをいきなりつくると、からだは悲鳴をあげます。

強い思い、というのはある種のストレスです。頭で考えて、緊張させて、そのシグナルがからだをさらに緊張させてしまうのです。

強い思いから心を解放させると、緊張していた筋肉が少しずつゆるんできます。

ポーズは、心地よさを感じることが大事です。

心地よさ、気持ちよさ、というのは筋肉の緊張をほぐします。
これが大事なのです。
少しずつほぐしていくこと……これの積み重ねです。

“いま”を感じ“ここにいる自分”を見つめていくのです。

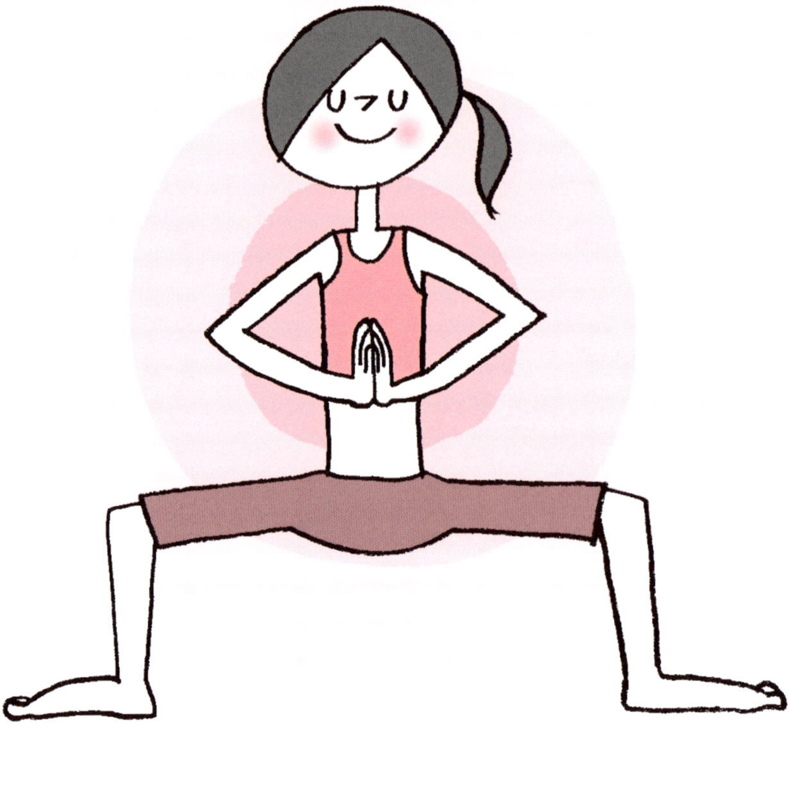

それではゆっくり瞑想してみましょう

からだを改善したいときはからだとあわせて、心の状態（気持ちの持ち方）も整えていきましょう。

リラックス状態をつくってあげるのです。

リラックスした状態では、感じる力も生まれてきます。

自分のからだの感覚がつかみやすくなり、姿勢やからだの動きが的確に判断できるようになってきます。

ヨガの歴史をみると、いまから約5000年前、インダス文明を代表する遺跡から、座して瞑想している姿が刻まれた出土品が発掘されています。

ヨガは最初に瞑想ありきだった、といえます。

また、ヨガのポーズ（アーサナ）や呼吸法は、瞑想を深める手段として生まれたともいえます。

ポーズ中にする呼吸（丹田呼吸）は、脳波を安定させて心と筋肉の緊張をほぐし、リラックス効果をもたらします。

実際、ヨガのポーズをとることでも、瞑想はできます。

それはポーズに集中することです。

動きを止め、呼吸をして、からだに集中し、意識を鎮め、いま、ポーズをとっている自分を見つめるのです。

瞑想の基本

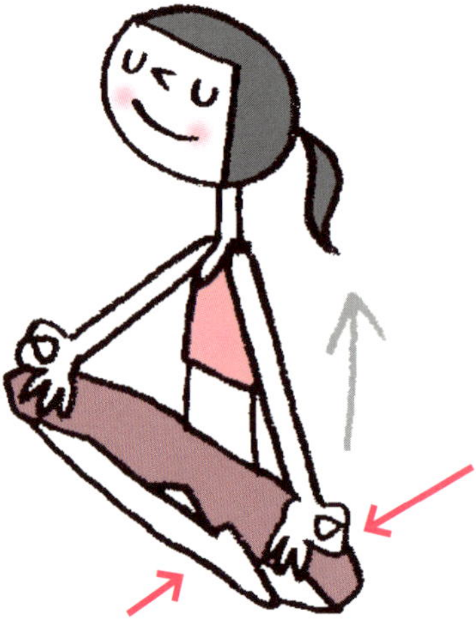

①座して瞑想するときは、安楽坐（スカ・アーサナ＝あぐら）をとり、骨盤を立てて、背中を伸ばし、背骨の上に頭を乗せましょう。お尻やひざの下に丸めたタオルや座布団を敷いて座ると背筋が伸びるので、この方法でもいいでしょう。

姿勢が安定したら、静かに目を閉じます。顔の力も抜いて優しい表情にします。

手のひらを上に向けて
ひざの上に置き、
親指と人差し指をつける

足の外側が
地面につくように

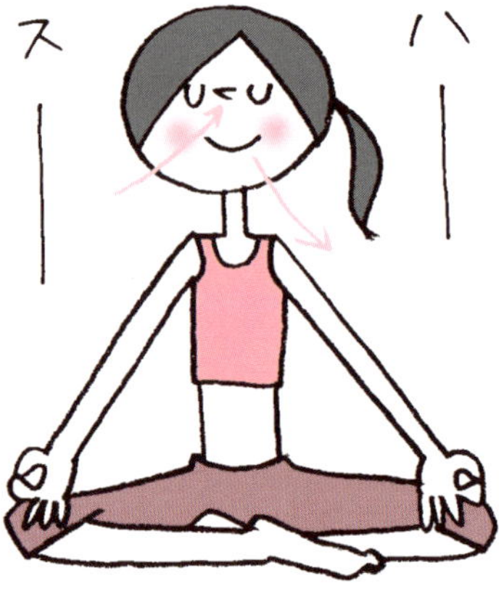

②そしてゆったりと呼吸を繰り返します。自然呼吸です。

何も考えずに、“いま”という瞬間を、“ここにいる自分”を意識します。

まず、5分間を目標に座ってみましょう。

③瞑想を終えるときは、少しずつ意識を目覚めさせていきます。
　瞑想中はいつもと違う感覚のなかにいるので、急に目を開けたりしないこと。
　また急にからだを動かさないことです。ゆっくりとからだも目覚めさせてあげましょう。

　大きな呼吸を３回繰り返したり、仰向けになって、大地にからだをゆだねたりします。

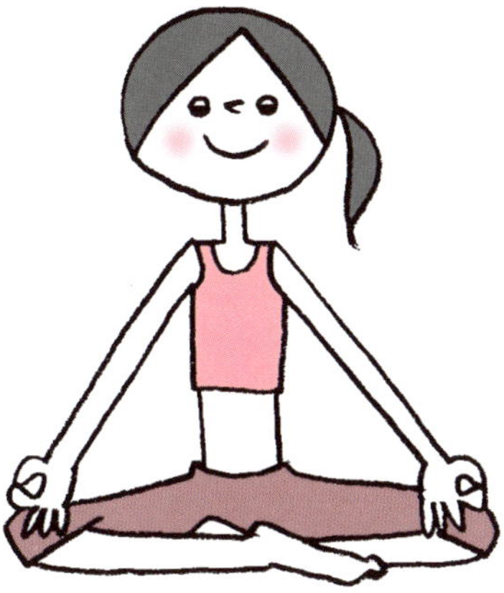

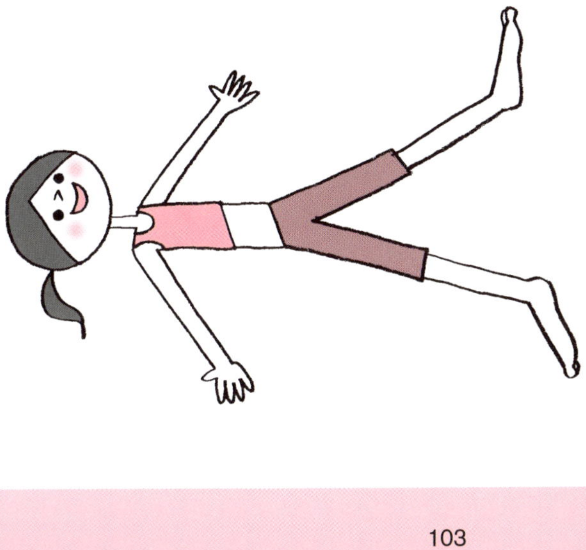

瞑想は「なりたい自分」を応援してくれる

　最初はなかなか集中なんかできないものです。いろいろなことが頭に浮かんできます。
「何食べようかな……」「今度の休み、どこに遊びに行こうかな……」「あんなこと言わなきゃよかったな……」とか、「仕事どうしよう……」「将来どうなるんだろう……」とか、たわいないことが次から次へと浮かんでくるものです。

　大事なことは、その浮かんできた雑念に執着しないこと。
　どんどん流していくのです。
　この作業が、考えない状態をつくることになります。

　慣れないうちは、誰でもそうですが、集中してはとぎれ、また集中して……の繰り返しになるでしょう。
　そうこうしているうちに、思考が停止して何も浮かんでこない状態になってきます。これの積み重ねです。
　実際、瞑想をしてみると「これでよかったのかしら？」と思うかもしれません。また期待していたほどの達成感のようなものが感じられないかもしれません。
　でも、瞑想に正しいも正しくないもありません。

　一つだけ確実にいえることは、瞑想したあとは、瞑想をする前に比べると、なんだか気分がスッキリしている、ということ。
　からだも軽く感じる、ということです。
　最初の効果はそれで十分です。

マラソンはトレーニングを積めば、どんどん長い距離が走れるようになります。

瞑想も同じです。毎日続ければ、回を重ねていけば、どんどん時間も長く、深く行えるようになります。

ストレス耐性が身につき、集中力、忍耐力、理解力もついて、柔軟で強い心、優しい心が培われてきます。

「こんな自分になりたいな」
「自分らしく人生を生きていきたいな」

瞑想はそんな自分を応援してくれます。

座って瞑想するだけが瞑想ではありません。ふだんの生活のなかでもできます。

立ったままでも行うことができるのです。

ソファに腰かけて……
通勤電車やバスのなかで、座ったり、立ったまま目を閉じて……

どこででも瞑想をしようと思えばできるもの。
どんどん生活のなかに取り入れてみてください。
ほんの少しの時間、瞑想するだけで、心が、からだがどんなに楽になるか。
心の緊張がほぐれ、からだの緊張も取れてくるものです。
「なりたい自分」を見つけたら、静かに目を閉じてみましょう。

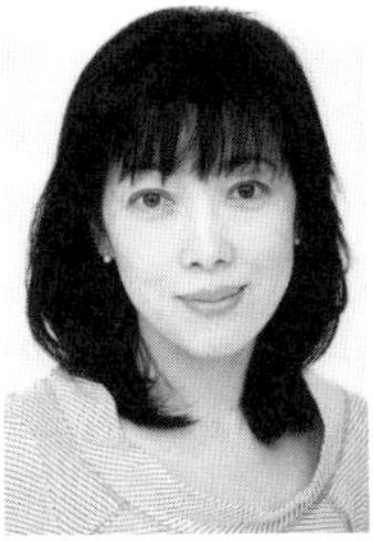

深堀真由美（ふかぼり・まゆみ）

「深堀ヨガスクール」主宰。宮城県生まれ。15歳でヨガを始め、短期大学を卒業後、本格的にヨガを修行し、積極的に深く強めの呼吸をヨガのポーズに取り入れ、人体全細胞をリフレッシュさせる『ブリーズィングヨガ』を提唱。インドのヨガ協会のインストラクター資格を持つ。2005年、長年にわたるヨガの指導・普及が認められ、国際アカデミー賞（日本文化振興会）を受賞。現在、TV・雑誌・Webなど幅広い舞台でヨガ・インストラクターとして活躍中。
主な著書に、ベストセラー『90分DVD付き4週間プログラム・ヨガ』（主婦の友社）、『DVDbook 深堀真由美のらくヨガ1週間プログラム』（大和書房）、『深堀真由美のDVDでラクやせ！「ゴロ寝」ヨガ 』（宝島社）などがある。

「やわらかヨガ」で硬《かた》い体《からだ》がしなやかになる

冷《ひ》える・イライラ・やせにくい・疲《つか》れやすいが治《なお》る

発行日	2013年2月7日　初版第1刷発行
著者	深堀《ふかぼり》真《ま》由《ゆ》美《み》
発行者	古屋信吾
発行所	株式会社 さくら舎　http://www.sakurasha.com
	〒102-0071　東京都千代田区富士見1-2-11
	電話（営業）03-5211-6533
	（編集）03-5211-6480
	FAX　03-5211-6481　振替　00190-8-402060

装丁	アルビレオ
本文デザイン	柳本あかね
イラスト	たはらともみ
印刷	慶昌堂印刷株式会社
製本	大口製本印刷株式会社

ISBN978-4-906732-31-9